现代麻醉技术与临床疾病诊疗实践

张子银 周帅 崔桂芹 张水 孟君 卢钊楷 主编

吉林科学技术出版社

图书在版编目（ＣＩＰ）数据

现代麻醉技术与临床疾病诊疗实践 / 张子银等主编.
长春：吉林科学技术出版社，2024. 6. -- ISBN 978-7
-5744-1620-8

Ⅰ. R614；R4

中国国家版本馆 CIP 数据核字第 2024LY2259 号

现代麻醉技术与临床疾病诊疗实践

主　　编	张子银等
出 版 人	宛　霞
责任编辑	钟金女
封面设计	王　佳
制　　版	王　佳
幅面尺寸	185mm×260mm
开　　本	16
字　　数	150 千字
印　　张	10.25
印　　数	1~1500 册
版　　次	2024 年6月第1 版
印　　次	2024年10月第1次印刷

出　　版　吉林科学技术出版社
发　　行　吉林科学技术出版社
地　　址　长春市福祉大路5788 号出版大厦A 座
邮　　编　130118
发行部电话/传真　0431-81629529 81629530 81629531
　　　　　　　　　81629532 81629533 81629534
储运部电话　0431-86059116
编辑部电话　0431-81629510
印　　刷　廊坊市印艺阁数字科技有限公司

书　　号　ISBN 978-7-5744-1620-8
定　　价　65.00元

《现代麻醉技术与临床疾病诊疗实践》

编委会

前　言

　　医学是一门具有实践性和继续性特点的学科。医学生不仅应当掌握从事临床工作所必须的基本知识和操作技能，更应形成基本的临床思维意识。本书主要讲述了现代麻醉技术和临床常见疾病的治疗的内容，首先讲述了麻醉学基础知识，麻醉学是研究麻醉、阵痛和复苏的一门专业学科，当然还包括医学舒适医疗的发展，麻醉学科的发展是舒适医疗实施和开展的前提和条件，包括各种麻醉技术；其次介绍了一些常见疾病的诊疗。本书突出逻辑性、专业性、新颖性和实用性，可作为麻醉学科和临床其他相关学科主治医师及以上资历医师的临床医学专业性参考书。

目　录

第一章　总论

第一节　临床麻醉概述

一、概述

临床麻醉的工作场所在手术室内，在规模较大、条件较好的麻醉科，临床麻醉中可建立分支学科（或称为亚科），如产科、心脏外科、脑外科、小儿外科麻醉等。临床麻醉的主要工作内容可分为三个部分，麻醉前评估与准备、麻醉处理及麻醉后恢复，具体内容如下：

1.术前对患者进行检查、评估与准备。术前应向患者及家属讲明患者病情、风险及可能出现的并发症，并填写麻醉协议书，麻醉协议书必须征得患者或家属的同意与签字，危重疑难患者及大手术的麻醉处理必要时还需经院医务管理部门批准后实施。

2.提供完成手术所必须的特殊条件，如气管、支气管麻醉，控制性降压，低温，人工通气及体外循环等。

3.为手术顺利进行提供安全、无痛、肌松、合理控制应激以及避免不愉快记忆等基本条件。

4.对手术患者的生理功能进行全面、连续和定量的监测，并调控在预定的范围内，以维护患者的生命安全，这不仅涉及仪器与设备的先进性，更涉及麻醉医师的素质，已成为临床麻醉的重要内容。

5.预防并早期诊治各种并发症，以利术后顺利康复。

6.术后 72 小时内进行术后访视，及时发现与治疗麻醉后并发症。

二、麻醉前病情估计与准备

所有麻醉药和麻醉方法都可影响患者生理状态的稳定性，手术创伤和失血可使患者生理功能处于应激状态，外科疾病与并存的内科疾病又有各自不同的病理生理改变，这些因素都将造成机体生理潜能承受巨大负担。为减轻这种负担和提高手术麻醉的安全性，在手术麻醉前对全身情况和重要器官生理功能做出充分估计，并尽可能加以维护和纠正，这是外科手术治疗学中的一个重要环节，也是麻醉医师临床业务工作的主要方面。

全面的麻醉前估计和准备工作应包括以下几个方面：①全面了解患者的身体健康状况和特殊病情；②明确全身状况和器官功能存在哪些不足，麻醉前需要哪些准备；③明确器官疾病和特殊病情的危险所在，术中可能发生哪些并发症，需采取哪些防治措施；④估计和评定患者接受麻醉和手术的耐受力；⑤选定麻醉药、麻醉方法和麻醉前用药，拟定具体麻醉实施方案。

三、麻醉前用药

麻醉前用药（也称术前用药）是手术麻醉前的常规措施，主要目的是：①解除焦虑，充分镇静和产生遗忘；②稳定血流动力学，减少麻醉药需求量；③降低误吸胃内容物的危险程度；④提高痛阈，加强镇痛；⑤抑制呼吸道腺体分泌，防止术后恶心、呕吐。针对上述用药目的，临床上常选用五类麻醉前用药，包括神经安定类药；α_2肾上腺素能激动药；抗组胺药和抗酸药；麻醉性镇痛药；抗胆碱药。

四、吸入全身麻醉

吸入全身麻醉是将麻醉气体或麻醉蒸汽吸入肺内，经肺泡进入血液循环，到达中枢神经系统而产生的全身麻醉。

吸入麻醉药在体内代谢、分解少，大部分以原形从肺排出体外，因此吸入麻醉容易控制，比较安全、有效，是现代麻醉中常用的一种方法。

五、静脉全身麻醉

将全麻药注入静脉，经血液循环作用于中枢神经系统而产生全身麻醉的方法称为静脉全身麻醉。静脉全身麻醉具有对呼吸道无刺激性，诱导迅速，苏醒较快，患者舒适，不燃烧，不爆炸和操作比较简单等优点。但静脉麻醉药多数镇痛不强，肌松差，注入后无法人工排除，一旦过量，只能依靠机体缓慢排泄。因此，使用前应详细了解药理性能，尤其是药代动力学改变，严格掌握用药指征和剂量，以避免发生意外。

六、气管、支气管内插管术

气管、支气管内插管术是临床麻醉中不可缺少的一项重要组成部分，是麻醉医师必须掌握的最基本操作技能，不仅广泛应用于麻醉实施，而且在危重患者呼吸循环的抢救复苏及治疗中也发挥重要作用。

七、局部麻醉

局部麻醉（下称局麻）是指患者神志清醒，身体某一部位的感觉神经传导功能暂时被阻断，运动神经保持完好或同时有不同程度的被阻滞状态。这种阻滞应完全可逆，不产生组织损害。

常用的局部麻醉有表面麻醉、局部浸润麻醉、区域阻滞、神经传导阻滞四类。后者又可分为神经干阻滞、硬膜外阻滞及脊麻；静脉局部麻醉是局部麻醉另一种阻滞形式。

八、神经及神经丛阻滞

神经阻滞也称传导阻滞或传导麻醉，是将局麻药注射至神经干旁，暂时阻滞神经的传导功能，达到手术无痛的方法。由于神经是混合性的，不但感觉神经纤维被阻滞，运动神经纤维和交感、副交感神经纤维也不同程度的被阻滞。若阻滞成功，麻醉效果优于局部浸润麻醉。

九、椎管内麻醉

椎管内麻醉含蛛网膜下隙阻滞和硬膜外阻滞两种方法，后者还包括骶管阻滞。局麻药注入蛛网膜下隙主要作用于脊神经根所引起的阻滞称为蛛网膜下隙阻滞，统称为脊麻；局麻药在硬膜外间隙作用于脊神经，是感觉和交感神经完全被阻滞，运动神经部分地丧失功能，这种麻醉方法称为硬膜外阻滞。

第二节　麻醉前用药

麻醉前预先给患者使用某些药物以缓解患者术前紧张情绪，增强麻醉效果，减少分泌物以及抑制术中不良神经反射，这些药物统称为麻醉前用药。

一、麻醉前用药目的及原则

（一）麻醉前用药目的

1.消除患者紧张、焦虑及恐惧的心情，使患者在麻醉前能够情绪安定，充分合作。同时可增强全身麻醉药的效果，减少全身麻醉药用量及副作用。对一些不良刺激可产生遗忘作用。

2.提高患者的痛阈，缓和或解除原发疾病或麻醉前有创操作引起的疼痛。

3.抑制呼吸道腺体的分泌功能，减少唾液分泌，保持口腔内的干燥，以防发生误吸。

4.消除因手术或麻醉引起的不良反射，特别是迷走神经反射，抑制因激动或疼痛引起的交感神经兴奋，以维持血流动力学的稳定。

（二）麻醉前用药原则

1.麻醉前应按麻醉方法、手术部位及病情特点选择麻醉前用药的种类、剂量、用药时间及给药途径。手术前1天晚宜常规口服镇静催眠药，以求充分睡眠。小儿剂量应按年龄、体重计算。

2.全身麻醉和腹腔内手术应选用颠茄类药，局部麻醉、神经阻滞麻醉和椎管内麻醉用地西泮（安定）或巴比妥类药物。

3.下列情况镇痛镇静药物剂量可适当加大：①患者情绪过度紧张；②剧痛；③甲状腺功能亢进。

4.1 岁以内小儿、颅内压升高、呼吸功能不全和支气管哮喘及肝功能严重损害患者，慎用麻醉性镇痛药。

5.老年人、小儿、心动过缓者或采用硫喷妥钠、氯胺酮、羟丁酸钠时，阿托品用量宜略大。高热、心动过速、甲状腺功能亢进、青光眼及肾上腺髓质功能亢进者不宜用阿托品。

6.急症创伤患者，如无充裕时间准备，术前用药可改为静脉注射，用量酌减。

（三）效果评定

要求在麻醉前用药发挥最高效应（安静，欲睡状态）的时刻，恰好是搬送患者进入手术室的时间。对麻醉前用药的具体效果作出客观评定，标准见表1。

表 1　麻醉前用药的效果评定标准

分数	进入手术室的状态
-2	恐惧、精神紧张、哭闹
-1	不安、忧虑
0	神态如常
1	安静
2	欲睡
3	入睡，但呼之能应，刺激能醒
4	入睡，刺激不醒
5	中枢、呼吸、循环明显抑制

二、麻醉前用药种类

（一）镇静催眠药

此类药物有较好的抗焦虑作用，可以改善紧张、焦虑、恐惧等不良情绪，并能预防局部麻醉药毒性反应。

1.苯巴比妥钠

属巴比妥类药，睡眠剂量成人为 100～200 mg；小儿为 2～4 mg/kg，于麻醉前 30 分钟肌内注射。术前呈急性癫狂状态者，成人肌内注射 200～250 mg，小儿按 5 mg/kg 计量。禁用于对苯巴比妥钠过敏、严重肝肾功能不全、支气管哮喘、呼吸抑制及卟啉病患者。

2.地西泮

（1）地西泮选择性地作用于大脑边缘系统，促进γ-氨基丁酸（GABA）的释放或促进突触传递功能。地西泮还可作用在 GABA 依赖性受体，通过刺激上行性网状激活系统内的 GABA 受体，提高 GABA 在中枢神经系统的抑制，增强脑干网状结构受刺激后的皮质和边缘性觉醒反应的抑制和阻断。地西泮可解除患者恐惧和焦虑心理，从而引起睡眠和遗忘，作用良好，同时有抗惊厥和中枢肌松作用。

（2）对呼吸和心血管系统的抑制轻微，常用剂量不会导致苏醒时间延长。

（3）可作为病情危重且精神紧张患者的麻醉前用药，与东莨菪碱合用时，镇静作用更强。

（4）常用剂量为 0.1～0.2 mg/kg，肌内注射或静脉注射。静脉注射后 1～2 分钟入睡，维持 20～50 分钟。

（5）对安定类药物过敏者、新生儿、妊娠期、哺乳期女性禁用。

3.咪达唑仑

（1）咪达唑仑具有镇静、抗焦虑和中枢性肌松作用，还具有良好的遗忘效果。消除半衰期较短，随年龄增长，半衰期延长。

（2）麻醉诱导前 20～60 分钟肌内注射。成人：0.07～0.1 mg/kg，最大量不超过 5 mg。对于老年患者，必须减少剂量并进行个体化调整。儿童：0.15～0.2 mg/kg。

（3）能增强镇静催眠药、抗精神病药、抗抑郁药、镇痛药及麻醉药的中枢镇静作用。应用咪达唑仑后需加强氧合与通气的监测，与阿片类药合用更需要重视。

（4）老年人、心肺功能较差者及重症肌无力患者应慎用。对咪达唑仑过敏、重症肌无力、精神分裂症、严重抑郁状态患者禁用。

（二）麻醉性镇痛药

麻醉性镇痛药可通过激动中枢神经系统特定部位的阿片受体，产生镇痛作用，并且同时缓解疼痛引起的不愉快的情绪，剧部疼痛患者麻醉前应用可使其安静合作。麻醉性镇痛药可减轻椎管内麻醉下腹部手术中的牵拉反应。

1.吗啡

（1）是阿片受体激动剂，有强大的镇痛作用，同时有明显的镇静作用，并有镇咳作用。对呼吸中枢有抑制作用。具有提高痛阈、抑制代谢、显著改变精神状态等功效。

（2）成人 0.15～0.2 mg/kg，于麻醉前 1～1.5 小时肌内注射。肌内注射 15 分钟后痛阈提高 50%，30 分钟后出现情绪稳定焦虑消失、嗜睡，60 分钟后基础代谢率显著降低。

（3）呼吸抑制、颅内压增高和颅脑损伤、支气管哮喘、肺源性心脏病代偿失调、甲状腺功能减退、皮质功能不全、前列腺肥大、排尿困难及严重肝功能不全、休克尚未纠正控制前、炎性肠梗等患者禁用。

2.哌替啶

（1）为人工合成的阿片受体激动剂，属于苯基哌啶衍生物，其作用和机制与吗啡相似，但镇静、麻醉作用较小，仅相当于吗啡的 1/10～1/7，作用时间维持 2～4 小时。

（2）主要作用于中枢神经系统，用药产生镇痛后出现嗜睡；缩瞳作用不明显；恶心、呕吐、呼吸抑制、镇咳及欣快等副作用比吗啡轻；有类似阿托品样作用，使呼吸道腺体分泌减少，支气管平滑肌松弛；引起血管扩张、血压轻度下降；有抗组胺作用，可解除支气管痉挛。

（3）肌内注射用量 1～2 mg/kg，麻醉前 30～60 分钟注射，15 分钟起效，60 分钟作用达高峰，持续 1.5～2 小时逐渐减退，再过 2～4 小时后作用消失。静脉注射剂量 0.5～1 mg/kg，麻醉前 10～15 分钟注射，5 分钟起效，20 分钟作用达高峰，1～1.5 小时后逐渐减退，1～2 小时作用消失。

（4）其代谢产物去甲哌替碇有致惊厥作用。与单胺氧化酶抑制剂并用，可诱发昏迷、惊厥、高血压、高热等副作用，偶可出现低血压和呼吸抑制。

3.芬太尼

（1）为阿片受体激动剂，属强效麻醉性镇痛药，作用于下丘脑，干扰其对疼痛刺激的传导，从而产生强力镇痛功效。其镇痛效力约为吗啡的 80 倍。镇痛作用产生快，但持续时间较短。呼吸抑制作用较吗啡弱，不良反应比吗啡小。

（2）支气管哮喘、呼吸抑制、对本品特别敏感的患者以及重症肌无力患者禁用。禁止与单胺氧化酶抑制剂（如苯乙肼、帕吉林等）合用。

（3）与钙离子拮抗剂、β肾上腺素受体阻滞药合用可发生严重低血压。

（4）静脉注射过速时可出现胸腹壁肌肉紧张、僵硬、严重影响呼吸交换量。

（5）循环影响轻微，血压稳定。兴奋迷走中枢可出现心率减慢、呕吐或出汗征象，用阿托品或氟哌啶可防止。

（6）与 M 胆碱受体阻滞剂（尤其是阿托品）合用使便秘加重，增加麻搏性肠梗阻和尿潴留的危险性。

（7）成人肌内注射每次 0.1～0.2 mg，7～8 分钟起效，维持 1～1.5 小时；静脉注射每次 0.05~0.1 mg，1 分钟起效，3～5 分钟达高峰，维持 30～45 分钟。

（三）神经阻滞剂

神经阻滞剂主要作用于脑干网状激活系统，阻断去甲肾上腺素从而产生镇静作用。该类药物中氯丙嗪和氟哌啶较为常用。

1.氯丙嗪

（1）氯丙嗪主要抑制脑干网状结构系统，产生镇静、催眠作用，与全身麻醉药、催眠药及镇痛药协同增强，并可延长药效。

（2）肝功能不全、尿毒症及高血压、冠心病患者慎用。本品刺激性大，静脉注射时可引起血栓性静脉炎，肌内注射局部疼痛较重，可加 1%普鲁卡因作深部肌内注射。老年人对本类药物的耐受性降低，且易产生低血压、过度镇静及不易消除的迟发性运动障碍。

（3）有癫痫史者、昏迷患者、严重肝功能损害者禁用。不能与肾上腺素合用，以免引起血压急剧下降。

（4）成人肌内注射剂量为 25～50 mg，麻醉前 1 小时作肌肉深部注射，15～30 分钟起效，维持 4～6 小时，严禁皮下注射。静脉注射剂量为 6.25～12.5 mg，麻醉前 15～20 分钟经稀释后缓慢注射，5～10 分钟起效。忌静脉快速注射，否则易并发血压骤降，可用去甲肾上腺素静脉滴注纠正。小儿肌内注射 1～2 mg/kg，静脉注射剂量为 0.5～1 mg/kg。

2.氟哌啶

（1）氟哌啶的药理作用与氯丙嗪相似，但弱于氯丙嗪。其作用特点是产生精神运动性改变，表现为精神安定，对外界漠不关心，懒于活动，但意识仍存在，能对答问话并良好配合。

（2）将其与强镇痛药芬太尼一起静脉注射，可使患者产生一种特殊麻醉状态（精神恍惚、活动减少、不入睡、痛觉消失），称为"神经安定镇痛术"。可做麻醉前给药，具有较好的抗精神紧张、镇吐、抗休克等作用。

（3）主要经肝代谢，但对肝功无影响，用于肝硬化患者，由于作用时间延长，故用药量应减小。对肾功能影响小，用于血容量正常的患者，肾血流量增加，尿量增加；用于低血容量的患者，尿量无明显影响。

（4）对咽喉、气管反射有较强的抑制作用，特别适用于清醒气管插管或表面麻醉下咽喉部手术的麻醉前用药。

（5）成人剂量为 0.1 mg/kg，麻醉前 1～2 小时肌内注射，1 小时后起效；静脉注射剂量为 0.05～0.1 mg/kg，5 分钟起效，持续 6～12 小时。

（四）抗胆碱药

抗胆碱药是具有阻滞胆碱受体，使递质乙酰胆碱不能与受体结合而呈现与拟胆碱药相反的作用的药物。阻断节后胆碱能神经支配的效应器上的胆碱受体，可松弛平滑肌，抑制多种腺体分泌，能减少呼吸道黏液和唾液的分泌，使呼吸道保持通畅。抗胆碱药还有抑制迷走神经反射的作用。

1.阿托品

（1）阿托品可激动心脏 M 受体，可以引起心率增快，但老年人或新生儿心率增快并不明显。迷走神经亢进型患者麻醉前使用足量阿托品，可预防和治疗心动过缓。而甲亢、心脏病或高热等患者应禁用。

（2）术前应用升高心率同时可降低迷走神经张力，减轻因牵拉腹腔内脏、压迫颈总动脉窦，或静脉注射γ-羟丁酸钠、芬太尼、琥珀胆碱等所致的心动过缓。

（3）抑制腺体分泌，扩张周围血管。因面部血管扩张，可出现潮红、灼热。

（4）麻痹虹膜括约肌，使瞳孔散大，但尚不至于引起视力调节障碍；对正常人眼内压影响不大，但对窄角青光眼可致眼压进一步升高。

（5）促使贲门括约肌收缩，防止反流误吸。

（6）剂量过大，有中枢神经兴奋症状如烦躁不安、谵妄，以致惊厥。

（7）抑制汗腺，兴奋延髓和其他高级中枢神经，引起基础代谢率增高，可致体温上升，故应避免用于甲亢、高热患者。

（8）阿托品剂量范围较宽，成人皮下或肌内注射常用量为 0.4～0.8 mg，用药后 5～20 分钟出现心率增快，45 分钟时呼吸道腺体和唾液腺分泌明显减少，可持续 2～3 小时。静脉注射剂量为皮下剂量的 1/2，约 1 分钟起效，持续约 30 分钟，小儿一般可按 0.01 mg/kg。

2.东莨菪碱

（1）为外周抗胆碱药，除具有平滑肌解痉作用外，尚有阻滞神经节及神经肌肉接头的作用，但对中枢的作用较弱。能选择性地缓解胃肠道、胆管及泌尿道平滑肌痉挛和抑制蠕动，而对心脏、瞳孔及唾液腺的影响很小，对腺体分泌的抑制作用则比阿托品稍弱，对呼吸中枢有兴奋作用。抗眩晕及抗帕金森病作用均较阿托品强，并有显著的镇静作用。

（2）青光眼、前列腺肥大所致排尿困难、严重心脏病、器质性幽门狭窄或麻痹性肠梗阻患者禁用。

（3）老年人、小儿或剧痛患者应用后，有时可出现躁动和谵妄等副作用。

（4）成年人常用剂量为 0.3～0.4 mg，小儿 7～10 μg/kg，麻醉前 30 分钟皮下或肌内注射。

（五）抗组胺药

目前已知组胺受体有三个亚型：H_1、H_2 和 H_3 受体。

（1）组胺作用于 H_1 受体，会引起肠管、支气管等器官的平滑肌收缩，还可引起毛细血管扩张，导致血管通透性增加，产生局部红肿、痒感。

（2）组胺作用于 H_2 受体，引起胃酸增加，而胃酸分泌过多与消化性溃疡的形成有密切关系。

（3）H_3 受体的作用尚在研究中。

组胺释放可致支气管痉挛、肠痉挛和子宫收缩。组胺释放可引起小动脉和毛细血管扩张，通透性增高，可致血管神经性水肿，表现为皮肤潮红、荨麻疹和低血压，甚至喉头水肿和休克。组胺可增加唾液、胃液、胰液和小肠液等腺体分泌。

抗组胺药分为两类：H_1 受体拮抗剂和 H_2 受体拮抗剂，前者主要用于抗过敏，后者主要用于抗溃疡。

1.H_1 抗组胺药

常用的 H_1 抗组胺药主要为异丙嗪，基本药理作用主要有：

（1）能竞争性阻断组胺 H_1 受体而产生抗组胺作用，能对抗组胺所致毛细血管扩张，降低其通透性，缓解支气管平滑肌痉挛。

（2）易进入脑组织，有明显的镇静作用；能加强催眠药、镇痛药及麻醉药的中枢抑制作用，并降低基础代谢率。

（3）抑制唾液腺分泌，抑制呕吐中枢，产生抗呕吐作用。

（4）H_1 抗组胺药用做麻醉前用药，尤其适用于各种过敏病史、老年性慢性支气管炎、肺气肿或支气管痉挛等患者，具有预防作用，但无明显治疗作用，仅作为预防性用药。

（5）异丙嗪的成人常用剂量为 25～50 mg，麻醉前 1～1.5 小时肌内注射，或用 1/2 量稀释后静脉缓慢注射，忌皮下注射。小儿按 0.5 mg/kg 计算，可制成异丙嗪糖浆，按 0.5 mg/kg 口服，对不合作的小儿可与等量哌替啶并用。

2.H$_2$ 受体阻滞剂

（1）西咪替丁为常用 H$_2$ 受体阻滞剂，主要有抑制胃酸分泌的作用，能明显抑制基础和夜间胃酸分泌，也能抑制由组胺、分肽促胃液素、胰岛素和食物等刺激引起的胃酸分泌，并使其酸度降低，对因化学刺激引起的腐蚀性胃炎有预防和保护作用，对应激性胃溃疡和上消化道出血也有明显疗效。

（2）西咪替丁快速静脉注射可引起低血压、心律失常、中枢神经抑制，甚至心搏骤停。老年人或危重患者更易发生。

（3）静脉注射时间大于 15～20 分钟，很少发生严重的心血管抑制。于术前 60～90 分钟口服 300 mg。

三、麻醉前用药选择与特殊病情的考虑

（一）呼吸系统疾病

1.呼吸道感染、支气管扩张咯血患者，忌使用抗胆碱药。因为肺部炎症尚未有效控制、痰血未彻底排出，抗胆碱药容易导致痰液黏稠、不易排出，麻醉过程中有阻塞下呼吸道风险。

2.阿片类药物和苯二氮䓬类药物均抑制呼吸中枢，应该谨慎应用，对于情绪紧张，肺功能损害不严重的患者可以适量应用，严重呼吸功能不全的患者避免应用。

（二）循环系统疾病

1.阿托品可加重高血压和（或）冠心病患者心肌缺血和心脏作功，使心率和血压进一步升高。因此高血压和（或）冠心病患者麻醉前可应用东莨菪碱。

2.吩噻嗪类药可导致低血容量患者血压进一步下降，甚至猝死，故绝对禁用。

3.胆红素可增加迷走神经张力，常导致心动过缓，术前常规使用阿托品的剂量须增大。

4.麻醉镇痛药可引起休克患者呼吸抑制和体位性低血压，可能加重休克程度，应慎用。

5.术后保留气管导管机械呼吸治疗的心内手术患者术前宜用吗啡类药。

6.吗啡作为先天性发绀型心脏患者麻醉前用药，可使右至左分流减轻，缺氧得到一定改

善。

7.经皮下或肌内注射用药,药物吸收缓慢而休克常并存周围循环衰竭,应小剂量静脉用药。

（三）中枢系统疾病

1.颅内压增高患者除术前伴躁动、谵妄、精神兴奋或癫痫等病情外,应避免使用中枢抑制药物。颅内高压患者对镇静药的耐受性很小,常导致术后苏醒延迟。

2.吗啡可引起颅脑外伤或高血压脑出血导致的颅内压增高患者呼吸抑制和 $PaCO_2$ 升高,脑血管进一步扩张、脑血流量增加和颅内压增高,甚至可诱发脑疝。

（四）内分泌系统疾病

1.因内分泌疾病导致过度肥胖的患者肺通气功能低下和易发生舌后坠,故对呼吸有抑制作用的阿片类药物和苯二氮䓬类药物,以及容易导致术后苏醒延迟的巴比妥类药和吩噻嗪类药应慎用。

2.小剂量镇静药可引起甲状腺功能低下的患者显著的呼吸循环抑制应减量或避免使用。

3.甲亢患者基础代谢率高和心率增快,术前应选用东莨菪碱作为麻醉前用药,避免使用阿托品。

（五）自主神经系活动

某些麻醉操作刺激可诱发不良神经反射,宜选用相应的麻醉前用药进行保护。

1.喉镜插管或气管内吸引可引起心脏迷走反射,宜选用足量抗胆碱能药作预防。

2.椎管内麻醉抑制交感神经,迷走神经呈相对亢进,宜常规选用足量抗胆碱药以求平衡。

（六）眼部疾病

1.阿托品可使睫状肌收缩,可致眼内压升高,因此闭角性青光眼在未用缩瞳药滴眼之前禁用。

2.眼肌手术术中牵拉眼肌可能出现眼心反射,严重者可心搏骤停,故术前须常规使用阿托品降低迷走神经张力。

（七）麻醉药与术前药的相互作用

麻醉药与术前药之间可能相互协同增强，使麻醉药用量显著减少，但也可能使存在的不良反应加重，故应慎重考虑，避免复合使用。

1.麻醉镇痛药或镇静催眠药可降低七氟烷、异氟烷和氧化亚氮的 MAC 值。

2.咪达唑仑可加重阿片类药物的呼吸抑制作用。

3.阿片类药可诱发依托咪酯麻醉诱导后出现锥体外系兴奋征象。

4.右美托咪定与阿片类药物有协调作用，可增强镇痛效果。

（八）麻醉药的副作用

1.为预防局麻药中毒反应，硬膜外麻醉和神经阻滞麻醉前可常规应用安定类药物镇静。

2.氯胺酮、羟丁酸钠可导致呼吸道腺体分泌增加，应用前应常规用抗胆碱药抑制腺体分泌，保证呼吸道通畅。

3.异丙酚注射痛发生率较高，若患者无禁忌，麻醉前可应用麻醉镇痛药减轻注射痛。

第三节　麻醉后恢复室

经过多年的临床实践证明，PACU 具有以下优势：①迅速发现和处理呼吸问题；②维持循环稳定；③监测出血情况；④安全有效地控制术后疼痛；⑤增加手术室的利用效率；⑥随着日间手术的开展，PACU 作为出院回家前的过渡，是加速康复外科的重要组成部分。

一、PACU 的发展历史

全身麻醉起源于 1846 年，17 年后便有麻醉恢复室的设想，以后陆续有麻醉后恢复室的建立。早在 1863 年，英国的一些医院开始建立起早期的 PACU，由 PACU 医护人员团队对麻醉恢复期的患者进行监护和治疗。1923 年在美国的约翰霍普金斯大学医院首先出现了类似目前 PACU 的设施。20 世纪 30 年代，美国的部分医院也逐渐开始建立起 PACU。在第二次世界大战中，为保证术后患者得到足够的护理，建立了许多麻醉后恢复室。到 1949 年，美国纽约医院手术室委员会已将PACU服务作为医院现代化外科治疗的必要部分。以后，随着外科手术复杂性增加和危重手术患者数量的增多，恢复室收治患者的时间由原先的术后几小时延长到整夜留观。1974年，费城的麻醉学协会发表了一篇报告，认为麻醉后监护治疗对降低术后早期死亡率有重要作用。1988年，美国麻醉医师学会发布了一系列麻醉后监护治疗的标准。20世纪90年代，随着日间手术的发展，门诊手术患者的恢复也纳入PACU的工作范畴。近20年来，我国各大医院已经建立和逐渐普及PACU，卫生行政部门及麻醉质控中心把PACU的管理作为评定麻醉科质量的重要组成部分。

二、PACU的配置

PACU通常紧邻手术室，遇有紧急情况，有利于麻醉和外科医师迅速处理，如有必要则将患者迅速转移至手术室内进行外科处理。另外最好邻近血气分析室（或PACU配备血气分析仪）及临床化验室、输血科等科室。

1.PACU的建制

我国麻醉后恢复室归麻醉科建制，由分管主治医师负责，与麻醉科护士长或手术室护士长共同管理。理想的恢复室床位数与手术台数的比例为1∶2～3，或与全天手术例数之比约为1∶4，按床位配比2～3∶1的专职护士。PACU护士的工作量大约1名护士护理2～3名患者，如果收治病情危重的患者，其比例可调整为1∶1～2。此外，尚需要配有工勤人员帮助转运患者；并有清洁工负责卫生清洁工作。国内大多数麻醉后恢复室仅白天开放，危重患者、急诊手术患者直接在手术室复苏或转入ICU继续治疗。但对于手术量大的医院，麻醉恢复室也实行值班轮换制度，24小时开放。

PACU医护人员必须熟练掌握以下各项技能：①各种监测仪器的正确使用并能明确各观察指标的临床意义；②麻醉机和（或）呼吸机的使用；③气管插管；④拔出气管导管的指征；⑤各种药物及仪器设备的使用；⑥心肺复苏术。有条件的医院可安排恢复室护士到手术室进行轮转，以便加深对患者术中及术后情况的了解，更好地协助麻醉医师及手术医师处理患者。在麻醉恢复室拔出气管导管的医院，应至少安排一位中级职称以上的麻醉科医师在恢复室值班。

2.设备及监测

麻醉后恢复室必须具有监测和处理麻醉及手术后常见并发症的基本设施。

（1）PACU 房间布置：要求内设中央护士站，物品贮存室，以及污物处理室。每张床应具备中央供氧管道，吸氧装置及负压吸引系统，配备灭菌吸引管、吸痰管、导尿管、集尿袋、吸氧导管、面罩、口咽及鼻咽通气道、胃肠减压装置等。

（2）监测设备：按床位必须配有 1～1.5：1 台呼吸机。监护仪应能准确监测心电图（ECG）、脉搏血氧饱和度（SpO_2）、呼吸末二氧化碳分压、无创血压（NIBP）、有创血压（IBP）、体温（T）及中心静脉压（CVP）。有条件的医院还应备有脑电双频指数（BIS）监测仪、肌松监测仪、血气分析仪等。

（3）紧急抢救设备：由于 PACU 的患者心肺功能仍未完全恢复，容易发生各种气道和循环问题，因此必须配备紧急气管插管车，包括各种型号的口鼻咽通气管、气管导管、气管切开管、喉镜、通气面罩及可正压通气的简易呼吸囊，同步除颤器及起搏器、起搏导线、换能器、连接管、冲洗装置、胸腔引流包、静脉切开包等。所有的这些配备以及药物抢救车应放置在 PACU 最便利处，并保持完好状态。

（4）其他物品：室内应备有消毒液、灭菌手套、棉签、纱布、绷带、注射器、鼻导管、T 管吸氧装置。

对患者生命体征及意识的监测是恢复室的首要任务，对高危患者麻醉医师和（或）手术医师应与恢复室医护人员详细交班，一旦发现危重情况应及时通知主管麻醉医师和（或）手术医师。定时记录患者生命体征及入室后输血输液量、尿量、各引流管引流量及其他排出量，记录形式宜与麻醉记录单相似。

3.PACU 的药品配备

恢复室配备的急救药品基本同手术间，分门别类置于急救车内，药品的存放和准备区域应紧邻护士站，标记明显。需要配备的药物包括：

心血管用药。①增强心肌收缩药和强心药：多巴胺、多巴酚丁胺、肾上腺素、米力农、地高辛、去乙酰毛花苷（毛花苷丙）等。②血管收缩药：麻黄素、去氧肾上腺素、去甲肾上腺素、间羟胺、甲氧明等。③血管扩张药和降压药：如硝酸甘油、酚妥拉明、硝普钠、乌拉地尔等。④抗心律失常药：利多卡因、普罗帕酮、胺碘酮、维拉帕米、溴苄胺、艾司洛尔、拉贝洛尔及异丙肾上腺素等。

（1）利尿脱水药：呋塞米、甘露醇等。

（2）平喘药：氨茶碱、硫酸沙丁胺醇等。

（3）抗胆碱药及抗胆碱酯酶药：阿托品、东莨菪碱、山莨菪碱及新斯的明等。

（4）镇静镇痛药及拮抗药。①镇静镇痛药：咪达唑仑、丙泊酚、吗啡、芬太尼、瑞芬太尼、舒芬太尼、曲马多。②拮抗药：如氟马西尼、纳洛酮、纳曲酮、纳美芬等。

（5）肌松药：琥珀胆碱、维库溴铵、顺阿曲库铵、罗库溴铵等。

（6）凝血药及抗凝药：维生素K、凝血酶、纤维蛋白原、肝素等。

（7）激素及抗组胺药：甲泼尼龙、氢化可的松、地塞米松、苯海拉明、异丙嗪、氯苯那敏等。

（8）常用液体：生理盐水、平衡液、5%葡萄糖氯化钠、5%葡萄糖、5%碳酸氢钠及明胶、羟乙基淀粉等各种代血浆。

（9）其他：10%氯化钾、10%氯化钠、50%葡萄糖、10%氯化钙、10%葡萄糖酸钙等。

三、PACU 的管理

PACU 是麻醉科对手术患者施行全程管理的重要环节，多数医院规定麻醉医师继续负责所麻醉的患者直至完全恢复，PACU 患者由麻醉医师继续管理，最后决定患者转回病房、出院回家或转 ICU 治疗。也有少数手术量很大的医院，可设置 1~2 名不参加临床麻醉的麻醉医师负责 PACU 患者的管理。

患者进入恢复室后应立刻行血压、心电图、脉搏氧饱和度等监测，保留气管插管及呼吸功能未恢复者，应用呼吸机辅助或控制呼吸。采用 PACU 评分标准，根据肌力、呼吸、循环、脉搏氧饱和度、神志情况，与主管麻醉医师共同对患者进行入室评估，并根据病情需要记录监测内容。如患者病情发生变化，应及时作相应处理并记录。如情况危急，在进行初步处理的同时，应及时通知主管麻醉医师和（或）手术医师进行处理。如合并有其他科情况，应及时请相关科室行急会诊。患者达到出 PACU 标准后，应由麻醉医师或护士护送患者回病房，并和病房医师、护士进行床头交班，病情危重患者送入 ICU 继续治疗。

四、PACU 日常工作

1.术后患者转入恢复室标准

所有全麻术后患者（包括已拔出气管导管者）均应送恢复室观察。主要收治以下几类患者：

（1）全麻术后未清醒，自主呼吸未完全恢复，肌张力差，或气管导管未拔出者。

（2）区域阻滞及椎管内阻滞平面过高或术中曾发生意外；或术中合并静脉全麻术后清醒欠佳者。

（3）术前合并重要器官系统疾病，术中生命体征欠平稳，估计术后短期观察可能恢复稳定者。

（4）术后需严密观察短时间内出血量、引流量的患者。

（5）手术结束，等待术中冷冻病理进一步确认者。

（6）病情危重，术后需要长期呼吸机辅助治疗的患者，原则上不应收入恢复室。

2.术后患者转入恢复室流程

所有术后患者应由主管麻醉医师及手术医师共同护送至恢复室，护送途中由主管麻醉医师负责维持患者呼吸及循环功能的稳定。

（1）全麻后已拔出气管导管的患者最好去枕仰卧，并将头偏于一侧以保证气道通畅。

（2）未拔管的患者在转运过程中应备有简易呼吸囊、螺纹管、小氧气筒，并监测脉搏血氧饱和度。

（3）转运前对患者进行评估和治疗，转运过程中防止患者气道阻塞，防止患者呕吐及误吸发生。转运过程吸氧，特别对于年龄大于 60 岁、体重大于 100 kg 的患者。

（4）负责麻醉的医师将患者的病历资料、麻醉记录单及相关各种签字资料同时转入复苏室。

3.患者转入恢复室交接内容

（1）转入恢复室，负责麻醉的医师应与恢复室人员对患者进行识别。

（2）负责麻醉的医师与复苏室的医师和护士口头交接如下内容，包括：

1）患者一般资料，手术方式、时间及麻醉方法。

2）现病史和既往病史及其治疗。

3）麻醉用药：术前药，麻醉诱导及维持药，麻醉性镇痛药、肌松药及拮抗药的用量及最后一次用药时间和剂量。

4）术中出入量（出血量、尿量、其他丢失量、输液量和输血量）。

5）麻醉和手术的异常情况及其处理，如插管困难、支气管痉挛、ECG 改变或血流动力不稳定、异常出血等。

6）当前存在的问题，可耐受的生命体征范围及转出计划。

7）麻醉及手术后即时医嘱。

4.PACU 病情观察及处理

患者进入复苏室后应及时记录生命体征，常规吸氧。主管麻醉医师应提供完整麻醉记录单给恢复室医护人员，待患者病情基本平稳后方可离开。恢复室病情记录包括：

（1）入室后生命体征及病情，患者的一般资料、麻醉方式、手术方式、诊断、现病史、既往史、术前生命体征及用药情况等。

（2）患者的特殊情况如耳聋、性格改变、精神障碍、语言障碍等。

（3）气管内导管、深静脉导管、动静脉留置针的位置和型号。

（4）围术期各种麻醉用药、抗生素、血管活性药和其他药物的应用情况。

（5）与手术相关问题（如止血是否完善、引流管的位置及处理、体位限制等），必须详细交班并记录。

（6）麻醉中有可能影响患者术后早期恢复过程的问题或指标，如各种有创操作并发症、气管插管困难、深静脉穿刺困难、术中血氧饱和度下降、血流动力学欠平稳、特殊血气值、血糖及其他生化指标或心电图有异常变化。

第二章　全身麻醉

第一节　静脉全身麻醉

静脉全身麻醉是指将药物经静脉注入，通过血液循环作用于中枢神经系统而产生全身麻醉作用，静脉麻醉下患者安静入睡、对外界刺激反应减弱或消失、应激反应降低。静脉麻醉有许多独特的优点，最突出的就是不需要经气道给药和无气体污染。国内在 20 世纪 90 年代前，长达 40 多年普遍应用静脉普鲁卡因复合麻醉。80 年代末期越来越多的新型静脉麻醉药产生，如短效的静脉麻醉药（丙泊酚）、麻醉性镇痛药（瑞芬太尼）和肌肉松弛药（罗库溴铵）等；新的静脉麻醉给药方法和技术的诞生，如计算机辅助静脉自动给药系统，使静脉麻醉发生了划时代的变化。

静脉麻醉的给药方式包括单次给药、间断给药和连续给药，后者又包括人工设置和计算机设置给药速度。理想的静脉麻醉的给药方式应该是起效快、维持平稳、恢复迅速。本节将分别介绍气管插管和不用气管插管的静脉麻醉方法。

一、不用气管插管的静脉麻醉

（一）适应证

用于不要求肌肉松弛的短小手术、门诊和日间诊疗手术（手术时间一般在 30 分钟以内），如体表肿块切除、活检，无痛人流、取卵、无胃痛肠镜等。必要时可应用声门上装置控制气道。给药方式和用药种类包括分次注入和持续输注（恒速、变速和靶控输注）。可仅用一种麻醉药，也可联合应用两种或两种以上药物。联合用药的优点是：①麻醉效果增强（协同作用）；②各种药物的用量减少；③不良反应降低；④达到全麻镇静、镇痛和控制应激反应等目的。

（二）注意事项

1.麻醉前禁食禁饮，使用适当的术前药。

2.严格掌握适应证和禁忌证，根据手术选择作用时间适宜的药物和给药方案。

3.注意药物间的相互作用，选择药物以满足手术为主。

4.保持呼吸、循环稳定。

5.严密的监测并备有急救措施。

（三）常用静脉麻醉

1.丙泊酚静脉麻醉

（1）适应证：短小手术与特殊检查麻醉及部位麻醉的辅助用药。

（2）禁忌证：①休克和血容量不足；②心肺功能不全者慎用；③脂肪代谢异常者；④对丙泊酚过敏患者。

（3）用法：①短小手术麻醉先单次静脉注射丙泊酚 1~3 mg/kg，随后 2~6 mg/（kg·h）静脉维持，剂量和速度根据患者反应确定，常须辅以麻醉性镇痛药；②椎管内麻醉辅助镇静，一般用丙泊酚 0.5 mg/kg 负荷，然后以 0.5 mg/（kg·h）持续输注，当输注速度超过 2 mg/（kg·h）时，可使记忆消失；靶控输注浓度从 1~1.5 μg/mL 开始以 0.5 μg/mL 增减调节；③作为颈丛阻滞前预处理，可抑制阻滞迷走神经和颈动脉压力感受器所致的心率增快、血压升高。

（4）注意事项和意外处理：①剂量依赖性呼吸和循环功能抑制，也与注药速度有关；②注射痛，给丙泊酚前先静脉注射利多卡因 20 mg 可基本消除；③偶见诱导过程中癫痫样抽动；④罕见小便颜色变化；⑤丙泊酚几无镇痛作用，椎管内麻醉辅助镇静时应保证镇痛效果良好，否则患者可能因镇痛不全而躁动不安。

2.氯胺酮静脉麻醉

（1）适应证：①简短手术或诊断性检查；②基础麻醉；③辅助麻醉；④支气管哮喘患者。

（2）禁忌证：①血压超过 160/100 mmHg，禁用于脑血管意外、颅高压、眼压增高、开放性眼球损伤患者；②心功能不全；③甲亢、嗜铬细胞瘤；④饱胃或麻醉前未禁食者；⑤癫痫、精神分裂症。

（3）用法：①缓慢静脉注射 2 mg/kg，可维持麻醉效果 5~15 分钟，追加剂量为首剂 1/2 至全量，可重复 2~3 次，总量不超过 6 mg/kg；②小儿基础麻醉 4~6 mg/kg 臀肌内注射，1~5 分钟起效，持续 15~30 分钟，追加量为首剂量的 1/2 左右；③弥补神经阻滞和硬膜外阻滞作用不全，0.2~0.5 mg/kg 静脉注射。

（4）注意事项及意外处理：①呼吸抑制与注药速度过快有关，常为一过性，托颌提颏、面罩吸氧即可恢复；②肌肉不自主运动一般不需要治疗，如有抽动，可静脉注射咪达唑仑治疗；③唾液分泌物刺激咽喉部有时可引发喉痉挛，严重者面罩给氧或气管插管，术前应常规使用足量阿托品；④血压增高、心率加快对高血压、冠心病等患者可能造成心脑血管意外；⑤停药 10 分钟初醒，30~60 分钟完全清醒，苏醒期延长与用药量过大、体内蓄积有关；⑥精神症状多见于青少年患者，一般持续 5~30 分钟，最长可达数小时表现为幻觉、谵妄、兴奋、躁动或定向障碍等，静脉注射咪达唑仑可缓解，预先使用咪达唑仑可预防精神症状的发生。

3.依托咪酯静脉麻醉

（1）适应证：①短小手术；②特殊检查：内镜、心脏电复律等。

（2）禁忌证：①免疫抑制、脓毒血症及紫质症及器官移植患者；②重症糖尿病和高钾血症。

（3）用法：单次静注 0.2~0.4 mg/kg，注射时间 15~60 秒，年老、体弱和危重患者药量酌减。

（4）注意事项及意外处理：①注射痛和局部静脉炎，预注芬太尼或利多卡因可减少疼痛；②肌震颤或肌阵挛，与药物总量和速度太快有关，静脉注射小量氟哌利多或芬太尼可减少发生率；③防治术后恶心、呕吐。

4.硫喷妥钠静脉麻醉

（1）适应证：短小浅表手术或操作，如切口引流、骨折脱臼复位、血管造影、心脏电复律、烧伤换药等，以前也用于小儿基础麻醉。

（2）禁忌证：①饱胃患者；②严重心血管和呼吸系统疾病；③严重肝肾功能不全；④早产儿、新生儿，妊娠、分娩、剖宫产；⑤全身情况低下，如营养不良、严重贫血、低血浆蛋白、恶病质；酸中毒、水、电解质紊乱、严重糖尿病、高龄等；⑥涉及上、下呼吸道的操作，包括口、鼻、咽喉、气管及食管手术或操作；⑦肾上腺皮质功能不全，长期服用肾上腺皮质激素；⑧紫质症、先天性卟啉代谢紊乱。

（3）用法：①2.5%溶液，5 mL/10 秒注射，眼睑反射消失、眼球固定后开始手术操作，据患者反应追加 2~3 mL，青壮年总量＜1 g。②控制抽搐、痉挛、局麻药中毒反应、破伤风、癫痫、高热惊厥等，2.5%溶液 3~4 mL 静脉缓慢注射，效果不佳 2 分钟后可重复。

（4）注意事项及意外处理：①注药速度过快易引起呼吸、循环抑制，应立即给氧、静脉注射麻黄碱 10~30 mg；②注药后前胸、颈、面等部位有时可出现红斑，一般很快消失；③有时出现肌张力亢进和肢体不自主活动、咳嗽、喷嚏、呃逆或喉痉挛，术前用吗啡和阿托品有预防作用；④喉痉挛严重者面罩吸氧，紧急时静脉注射琥珀胆碱气管插管。⑤目前除控制惊厥外，临床已少用硫喷妥钠静脉麻醉。

5.靶控输注（TCI）静脉麻醉

根据药代动力学参数（有些药代参数也考虑了患者年龄、体重、体表面积、肝肾功能等协变量）的影响编程，计算对某一特定患者获得或维持某一目标浓度所需要的药物输注速度，并控制、驱动输液泵输注，以达到并维持相应麻醉药的血浆或效应器部位浓度，获得满意的临床麻醉状态，称为靶控输注。

（1）TCI 的基本结构：根据不同药物的药代动力学特点和大量循证医学数据编制的、获得目标浓度并控制微量输注泵的计算机软件。通过相关的信息传递协议（例如 RS232 接口、连接线）等辅助装置，应用计算机控制的微量输注泵给予患者静脉药物。

（2）药物 TCI 浓度：95%患者入睡的丙泊酚浓度为 5.4 μg/mL，但不使用气管插管时，建议起始浓度为 2~3 μg/mL；联合用药（阿片类药、咪达唑仑等）时，丙泊酚靶浓度显著降低。

（3）TCI麻醉注意事项：①靶控浓度只是理论上的浓度，临床实测浓度与TCI系统预测浓度完全吻合是不可能的，可接受的实测-预测浓度误差是30%~40%；②理论上，只要药代学符合线性特点（即药物剂量加倍浓度亦加倍），均可以选择靶控输注给药，但临床应用需谨慎。根据其药代学特点，芬太尼、硫喷妥纳不适合靶控输注，恒速输注瑞芬太尼达稳态时间很短，大部分情况下不需要靶控输注。③参考数据，实际应用根据合并用药及麻醉医师的经验设定初始浓度。④TCI给药开始阶段，存在药物超射现象，即短时间给予较大剂量药物以使患者快速达到血药浓度，但对于危重、体弱、老年患者，建议靶控输注开始时，采用浓度逐步递增的方法给药，以减少不良反应；⑤美国FDA尚未批准TCI临床应用，但在亚洲、欧洲等地可合法使用。

6.静脉麻醉药联合应用

（1）咪达唑仑＋芬太尼：咪达唑仑2~5 mg（0.04~0.1 mg/kg）缓慢静脉注射，患者入睡后给予芬太尼25~75 μg，有潜在呼吸抑制的危险。

（2）咪达唑仑＋瑞芬太尼：瑞芬太尼0.05~0.1 μg/（kg·min）用于不插管静脉麻醉与咪达唑仑2~5 mg联合应用可提供有效镇静和镇痛。咪达唑仑剂量依赖性增强瑞芬太尼的呼吸抑制作用。

（3）咪达唑仑＋氯胺酮：咪达唑仑0.1~0.5 mg/kg静脉注射，患者入睡后给氯胺酮0.25~0.5 mg/kg。

（4）咪达唑仑＋丙泊酚＋阿片类：咪唑唑仑1~3 mg＋丙泊酚0.5~1.0 mg/kg负荷量，继以25~50 μg/（kg·min）持续输注＋芬太尼负荷量1~2 μg/kg，具体根据患者反应、循环和呼吸功能而定。

（5）丙泊酚＋氯胺酮：1%丙泊酚缓慢推注直至患者入睡，继以氯胺酮0.5~1 mg/kg静脉注射，随后缓慢静脉注射或持续输注丙泊酚维持麻醉状态。

7.监测

（1）呼吸：密切观察胸部活动度、呼吸频率、心前区听诊及储气囊的运动情况。

（2）氧合：常规使用脉搏血氧饱和度仪监测。

（3）循环：监测血压、心率和心电图。

（4）镇静水平：手术要求不同镇静水平。目前常用的镇静评分方法有 White 和 Ramsay 评分系统、镇静/警醒评分（OAA/S）。

（5）脑电图：双频指数（BIS）预测结果与 OAA/S 评分吻合相当好，可作为客观指标评价意识状态，防止镇静过度，帮助调整镇静催眠剂量。

（6）急救措施：建立静脉通道、给氧、吸引器、通气道、面罩、喉罩、呼吸囊、咽喉镜、气管内导管、心肺复苏药品等。

8.药物过量的拮抗

（1）常用拮抗药物。①氟马西尼：选择性拮抗苯二氮䓬受体。剂量 0.1~0.2 mg，最大 1 mg。对通气和心血管系统无不良影响。②纳洛酮：0.2~0.4 mg（最大 400 μg）静脉注射可特异性拮抗阿片类产生的嗜睡、镇静和欣快反应。不推荐常规预防性应用。

（2）拮抗注意事项：①氟马西尼拮抗苯二氮䓬类药物最常见的不良反应是头晕（2%~13%）和恶心（2%~12%），拮抗时可发生"再镇静"，偶可诱发心律失常或癫痫/惊厥，有癫痫病史者避免使用。②纳洛酮的不良反应包括疼痛、高血压、肺水肿，甚至室性心动过速和室颤，因而嗜铬细胞瘤、嗜铬组织肿瘤或心功能受损患者应避免使用。

二、气管插管或放置喉罩的静脉麻醉

创伤较大的、时间较长的、需要应用肌松药的手术多需要在给予肌松药后，行气管插管或放置喉罩，并给予机械通气支持。此类麻醉也称为全凭静脉麻醉（TIVA），和以上提及的小手术不同，由于此类手术往往刺激较大，故药物使用品种更多，剂量更大。因此需要更好地理解药物的作用原理和药物相互间的作用，以尽可能地减少药物的不良反应。

（一）麻醉诱导

麻醉诱导是气管插管或喉罩全身麻醉的开始，通过开放的静脉通道，顺序给予静脉药物，以使患者短时间内失去意识，肌肉松弛，对疼痛应激无反应。无论采用单次给药，连续给药还是 TCI 的给药模式，诱导都需要注意：患者从清醒进入麻醉状态，生理条件会发生巨大的变化。

如果药物用量不足，可能产生肌松不完善、插管时有意识、应激反应强烈等不良事件；但给予药物过量，同样会使患者循环波动，引起相关不良反应。同时，多个静脉麻醉药物联合使用，可以减少单一药物的不良反应，但不同药物的达峰时间各不相同，这就要求给药时机需要保证药物峰浓度出现在刺激最强的插管时刻，其后至切皮应激较小的情况下，循环也不会受到过大的抑制。表 2 给出一些静脉常用麻醉药物的峰效应分布容积和作用达峰时间。根据药物稳态分布容积可以大概计算出给予药的总量，达峰时间则可以指导插管时机。常用阿片类药物和肌松药的稳态分布容积和达峰时间可参考有关章节。麻醉医师在计划诱导方案时，需要结合镇静药、镇痛药和肌松药的达峰时间及药物药代药效学特点，以使患者循环和内环境平稳。

表 2　药物达峰分布容积和作用达峰时间

药物	达峰分布容积（L/kg）	达峰时间（min）
丙泊酚	2~10	2.0
依托咪酯	2.5~4.5	2.0
咪达唑仑	1.1~1.7	2.0

（二）麻醉维持

麻醉维持需要根据手术和患者的状态不同，调节连续输注或 TCI 给药的参数。相对于吸入麻醉药，静脉给药会有一定时间的延后效应，这需要麻醉医师实施静脉麻醉时可以预判相关的时机。

和麻醉诱导一样，全凭静脉麻醉维持目前多采用复合给药，如丙泊酚＋瑞芬太尼 0.2~2.0 pg/（kg·min）＋肌松药或丙泊酚＋阿芬太尼＋肌松药。

由于肌松药的作用，患者多处于制动状态，但药物给予不当时易引起术中知晓。除了改进用药方案外，有条件时进行镇静深度测定有助于减少术中知晓的发生。

手术结束前，很多医师会习惯性地提前停止药物输注，以期患者尽早苏醒拔管。但目前临床常使用的药物瑞芬太尼和丙泊酚停药后药物代谢很快，这就会造成患者切口闭合前醒来或转运途中苏醒，特别是瑞芬太尼快速代谢，若没有良好的镇痛措施，会使患者立即处于剧痛中，影响患者术后恢复质量。针对这一情况，临床上可以提前 15 分钟使用镇痛泵或术毕前 20~40 分钟，给予小剂量阿片类药物或 NSAIDs 药物；或采用逐步降低镇静镇痛药浓度，维持在最低镇静镇痛水平，转运后停药。

第二节　吸入麻醉

指将麻醉气体吸入肺内，经肺泡进入血液循环，到达中枢神经系统而产生麻醉的方法。全身吸入麻醉具有患者舒适药物可控性强，能满足全身各部位手术需要等优点。

一、吸入麻醉方法的分类

（一）无重复吸入法

是指系统中所有呼出气体均被排出的一种麻醉方法，这种麻醉方法也就是传统所称的开放麻醉，现在几乎不采用。

（二）部分重复吸入法

是指系统中部分呼出混合气仍保留在系统中的一种吸入麻醉方法，这种麻醉方法是当今最普遍采用的麻醉方法。根据新鲜气体量（FGF）大小又将这种麻醉方法分为高流量（3~6 L/min），中流量（1~3 L/min），低流量（1 L/min 以下），最低流量（0.5 L/min 以下）。前者也就是传统意义上的半开放麻醉，其更接近于开放麻醉，而后者也就是传统意义上的半紧闭麻醉，更接近于完全紧闭麻醉。

（三）完全重复吸入法

是指系统中没有呼出气排出的一种麻醉方法，这种麻醉方法也就是传统意义上的全紧闭麻醉，即现在所指的定量麻醉。循环回路中的气流经过 CO_2 吸收装置，可防止 CO_2 重复吸入，但其他气体可被部分或全部重复吸入，重复吸入的程度取决于回路的布局和新鲜气流量。循环回路系统根据新鲜气流量/分钟通气量的不同，可分半开放型、半紧闭型和紧闭型。在临床麻醉中，三种技术均有应用。

大多数医师麻醉诱导时使用高流量的新鲜气流，此时循环回路为半开放型；若新鲜气流量超过分钟通气量，则无气流被重复利用。麻醉维持时，一般会降低新鲜气流量，若流量低于分钟通气量，则部分气流重复吸入，此时称之为"半紧闭麻醉"。重复利用的气流量与新鲜气流量有关，仍有部分气流进入废气回收系统。继续降低流量，直至新鲜气流量提供的氧等于代谢需氧量水平（即患者摄氧量水平），此时的循环麻醉回路系统称为"循环紧闭麻醉"。这种情况下，回路内气流重复呼吸，无或几乎无多余气流进入废气回收系统。

二、吸入麻醉的实施和管理

（一）吸入麻醉诱导

1.肺活量法

预先作呼吸回路的预充，使回路内气体达到设定的吸入麻醉药物浓度，患者（通常大于 6 岁）在呼出肺内残余气体后，做一次肺活量吸入 8% 的七氟烷（氧流量 6~8 L/min），并且屏气，患者在 20~40 秒内意识消失。肺活量法诱导速度最快，且平稳。缺点是需要患者的合作，不适合效能强的吸入麻醉药（如氟烷）。

2.浓度递增诱导法

适用于成年人或合作患儿。麻醉机为手动模式，置 APL 阀于开放位，调节吸入氧浓度，新鲜气流量 6~8 L/min，选择合适的面罩给患者吸氧，嘱其平静呼吸。起始刻度为 0.5%，患者每呼吸 3 次后增加吸入浓度 0.5%，直至达到需要的镇静或麻醉深度（如能满足外周静脉穿刺或气管插管）。在患者意识消失后注意保持呼吸道通畅，适度辅助呼吸（吸气压力 < 20 cmH$_2$O，避免过度通气）。适合于效能强的吸入麻醉药（如氟烷），以及外周静脉开放困难，静脉麻醉诱导可能造成循环剧烈波动和预测为气管插管困难的成年患者。

3.潮气量法

一般使用高浓度七氟烷进行诱导或用于术中快速加深麻醉。新鲜气体流量 8~10 L/min，七氟烷浓度 8%（诱导前管道预充七氟烷起效更快）。逐渐降低吸入浓度，同时行辅助或控制呼吸。潮气量法诱导速度快，过程平稳，较少发生呛咳、屏气和喉痉挛等不良反应，是吸入诱导最常用的方法。

（二）影响吸入麻醉药诱导的因素

①血气分配系数小，组织溶解度低，缩短诱导时间；②新鲜气流量越大、吸入浓度越高，分钟通气量越大，麻醉诱导越快；③同时应用高浓度和低浓度气体，低浓度气体在肺泡浓度和血中浓度上升速率加快，即第二气体效应；④当肺循环血流快或心输出量大时，吸入麻醉药肺泡内分压上升缓慢；⑤联合使用静脉麻醉药、阿片类药或麻醉辅助药（如右美托咪定、咪达唑仑等）也能缩短诱导时间。

（三）吸入麻醉维持

单独使用吸入麻醉药，其浓度通常要达到 1.3~1.4 MAC，方可满足抑制手术应激的需要。临床常联合应用其他麻醉药。在没有脑电监测麻醉镇静深度条件下，吸入麻醉药复合麻醉性镇痛药和肌松药时，一般采用中流量气体（1~2 L/min），麻醉药物吸入浓度设定为 1.0~1.5 MAC。

（四）苏醒期管理

包括：①适时关闭吸入麻醉，通常在手术结束前 10~15 分钟关闭挥发罐。随后以丙泊酚 2~8 mg/（kg·h）输注维持适宜的麻醉深度。该法可达到苏醒期平稳，患者无躁动，恶心呕吐发生率减少的目的。②完善术后镇痛。③拮抗肌松。④适当深麻醉下拔管，即在患者意识尚未完全恢复时拔管。优点是拔管过程中循环功能稳定，不诱发恶心呕吐，不会引起心、脑血管并发症。深麻醉下拔管主要标准是自主呼吸、通气功能恢复良好，循环稳定。

三、低流量麻醉

（一）低流量麻醉的分类

1.部分重复吸收系统指系统中部分呼出混合气仍保留于系统的吸入麻醉方法，有 3 个特点：①CO_2 吸收剂将呼出气中的 CO_2 滤除；②新鲜气流量低于分钟通气量、高于氧摄取量；

③新鲜气流中的麻醉气体浓度高于吸入气中浓度（诱导、维持阶段），是目前最普遍的吸入麻醉方法。根据新鲜气体流量又分为高流量（3~6 L/min）、低流量（＜1 L/min）和最低流量（<0.5 L/min）。

2.完全重复吸入系统指系统中没有呼出气体排出，特点是：①O_2新鲜气流量等于O_2摄取量；②N_2O新鲜气流量等于N_2O摄取量；③吸入麻醉药用量等于摄取量。这样的吸入麻醉方式即全紧闭麻醉或现在所指的定量麻醉。

（二）低流量麻醉实施

常规检查麻醉机，回路漏气量应＜50 mL/min。起始阶段，持续1~20分钟，高流量新鲜气流约4~6 L/min去氮。七氟烷设置6%~8%，快速达到麻醉深度，随后调回所需浓度。整个回路系统中充入所需气体成分，新鲜气体流量必须满足个体摄氧量的需求。随后将流量减少到小于1 L/min，维持过程中应保持一定的麻醉深度并保证安全的氧浓度。当新鲜气流量非常接近患者氧摄取量时必须监测气道压、分钟通气量、吸入气氧浓度、吸入气麻醉药浓度等呼吸参数以及常规生命体征监测包括$P_{ET}CO_2$。

定量吸入麻醉需专用的Drager Phsio Flex麻醉机实施。吸入麻醉药通过伺服反馈进入麻醉回路而非通过挥发罐调节；输入回路的新鲜气流量也是通过伺服反馈自动控制。因此，定量吸入麻醉将颠覆传统理念，通过计算机伺服反馈控制。

（三）优点和注意事项

1.优点

减少麻醉气体消耗，降低费用；减少环境污染；提高吸入气体的温度和湿度，改善控制呼吸的特性。

2.注意事项

当机体因手术、失血等影响而引起代谢改变时，有可能导致缺氧、高碳酸血症或麻醉过深。因此实施麻醉时，必须严密监测。当流量低于1 L/min时，必须增大挥发罐浓度，因为此时实际输出浓度比刻度值小。维持期调整挥发罐浓度，为加快平衡可暂时开大新鲜气体流量。麻醉维持时，如怀疑缺氧，可停止吸入麻醉药并开放回路予纯氧通气。麻醉时间较长者在手术结束前保持低流量关闭挥发罐，麻醉还可维持 10~20 分钟。拔管前应增加气流量 4~5 L/min，将麻醉气体洗出。为安全起见，低流量麻醉期间必须严密监测生命体征以及各项相关的呼吸参数。

第三节　静吸复合麻醉

静吸复合麻醉常用药物有：①静脉麻醉药，如右美托咪定、依托咪酯。②吸入麻醉药，如七氟烷和地氟烷。

麻醉方法包括：①静脉诱导＋静吸复合维持。②吸入诱导＋静吸复合维持。③静吸复合诱导＋静吸复合维持。

遵循全身麻醉四要素，即镇静、镇痛、肌松和抑制应激反应。严格掌握所使用的静脉麻醉药和吸入麻醉药的禁忌证。药物的浓度和剂量应个体化、协调配合。有麻醉气体和氧浓度监测系统。

（一）麻醉诱导

1.静脉麻醉诱导

诱导迅速、平稳，临床最常使用。

2.静吸复合诱导

诱导前将面罩轻柔地罩于患者面部，经静脉注入静脉麻醉药或镇静催眠药，静脉麻醉药可采用右美托咪定、依托咪酯，患者意识消失后经面罩持续吸入麻醉药（七氟烷和地氟烷）。该法可减少刺激性吸入麻醉药所致的不良反应，使麻醉诱导更为平稳。

3.吸入麻醉诱导

不宜采用静脉麻醉、难于开放静脉通道的小儿或不愿接受清醒静脉穿刺小儿的麻醉诱导，吸入麻醉可维持自主呼吸。通常采用浓度递增法、潮气量法或肺活量法。

4.小儿吸入诱导方法

小儿诱导期间较成年人更容易缺氧，也常出现躁动、喉痉挛和喉水肿等并发症。诱导期要求平稳、快速，无疼痛等不良刺激。小儿吸入诱导常用七氟烷，呼吸回路预充麻醉气体能够加快诱导速度；诱导方法采用肺活量法或潮气量法，不能配合的小儿使用后者，意识消失后置入口咽通气道辅助通气并及时开放静脉。

5.气管插管

须辅助小剂量的阿片类药（芬太尼 1.5 μg/kg 或舒芬太尼 0.1~0.2 μg/kg）和非去极化肌松药。

（二）麻醉维持

1.常用方法

①吸入麻醉药-阿片类药-静脉麻醉药；②N_2O-O_2-阿片类药-静脉麻醉药；③吸入麻醉药-N_2O-O_2-阿片类药物。

2.吸入方法

①间断吸入：麻醉减浅或不宜/不能迅速用静脉全麻药加深时，短时间吸入挥发性麻醉药；②持续吸入：维持低浓度吸入挥发性全身麻醉药，静脉麻醉药的用量适当减少。

3.吸入麻醉药浓度

①七氟烷 1.5%~2%；②地氟烷 2.5%~8.5%。

4.静脉麻醉给药

持续输注右美托咪定和依托咪酯。

5.注意事项

①需要时可加用肌松药和镇痛药；②无论何种复合方法，吸入氧浓度不得<25%新鲜气体，流量大于 500 mL/min；③根据临床表现调节药物浓度，协调配合；④手术强刺激时可适当增加某一组分或所有组分浓度或速度；⑤应强调麻醉深度监测的重要性。⑥为确保患者安全，实施静吸复合麻醉时必须行气管内插管。

（三）麻醉深度判断

麻醉深度监测可以减少因麻醉医师根据患者心率、血压变异等经验性地增减药物而致的术中知晓，是取得良好的静吸复合麻醉效果的重要保障。

（四）静吸复合麻醉苏醒期

1.手术结束前 10~15 分钟先停吸入麻醉药，并手控呼吸，尽量洗出肺内挥发性麻醉药，此时可维持使用丙泊酚 2~8 mg/（kg·h）。

2.麻醉变浅，应密切观察患者，注意预防血流动力学急剧变化等不良反应。

3.肺内残留的挥发性麻醉药及苏醒期疼痛可能增加术后躁动，可以右美托咪定术前或术中应用，加之充分的术后镇痛可能有所帮助。

4.肌松拮抗药可在前次给药后 30~45 分钟给予，若有肌松监测，则应在肌松恢复 20~30% 时给予。

5.使用 N_2O 麻醉时，术后保证充分氧气供应，严防弥散性缺氧。

6.拔管条件：自主呼吸恢复、节律规则、呼吸频率正常、吸入空气时 SpO_2＞95%、$P_{ET}CO_2$＜40 mmHg 且曲线正常、循环功能稳定。满足上述条件也可在"深麻醉"下拔管，拔管后应置入通气道防止舌后坠等呼吸道梗阻的发生。

7.相对于 TIVA，吸入麻醉或静吸复合麻醉术后疼痛较轻，但仍应重视疼痛的处理，以减少因疼痛所致的恢复延迟。

第三章　椎管内麻醉

第一节　椎管内麻醉应用解剖与生理

一、脊椎及脊髓解剖

（一）脊柱解剖

1.脊柱的组成和生理弯曲

脊柱是由脊椎重叠而成。正常脊柱有四个生理弯曲，即颈曲、胸曲、腰曲和骶曲。颈曲与腰曲前突，胸曲与骶曲后突。曲度的大小有时可受病理因素的影响，如脊柱后凸后弯曲增大，妊娠期女性腰曲前突增大，还有病理性脊柱侧弯。正常脊柱当处于仰卧位时，其最高点位于第 3 腰椎和第 3 颈椎，最低点位于第 5 胸椎和骶部。

脊柱的生理弯曲，在麻醉实践中，特别是脊椎麻醉时，对药液在蛛网膜下隙内的移动有重要影响，如患者仰卧位时，则重比重药液易集中在骶部或胸曲最低处。当侧卧时，由于两肩和骨盆宽度不等，而使脊柱稍有倾斜。因此，局麻药易向稍低侧移动，应予以注意。

2.脊椎的结构

标准的脊椎由椎体、后方的椎弓及由椎弓发出的棘突三部分组成。各椎体的连结主要支持全身体重。椎弓位于椎体后方呈半环形，椎弓与椎体相连接的部分较细，称椎弓根，其余部分称椎板（或椎弓板）。椎弓根的上、下缘分别称上、下切迹。相邻两个上、下椎弓根切迹之间围成一个孔，叫做椎间孔，脊神经根由此通过。位于上、下两个棘突之间的棘间孔略呈梯形。当脊柱弯曲时，能使棘间孔增大。棘间孔是脊椎及硬膜外麻醉的必经之路。棘突在颈椎和腰椎部位基本呈平行排列，胸椎部的棘突基本呈"叠瓦"状排列。

每个椎体与后方呈半环形的椎弓共同构成椎孔，上、下所有脊椎的椎孔连通在一起呈管状，即为椎管。骶管是椎管的延续，位于由 5 块骶椎融合而成的骶骨中央部，上自第 2

骶椎,下至骶骨裂孔。

椎体前方有一纵行贯穿整个脊椎的前纵韧带,椎体后方(椎管前壁)也有一纵行韧带,即后纵韧带,两韧带使脊椎的椎体和椎间盘连结。上、下椎弓间是坚韧而富有弹性的黄韧带连结。连结棘突间的棘间韧带较松软,连结所有椎体棘突尖端的棘上韧带非常坚韧,脊椎穿刺时,从外依次通过这三层韧带。

(二)脊髓的解剖

脊髓容纳在椎管内,为脊膜所包裹。脊膜从内向外分三层,即软膜、蛛网膜和硬膜。软膜覆盖着脊髓表面,与蛛网膜之间形成蛛网膜下隙。硬膜与椎管内壁之间构成硬膜外隙。硬膜与蛛网膜几乎贴在一起,两层之间的潜在腔隙即硬膜下隙。

脊髓上端从枕大孔开始,在胚胎期充满整个椎管腔,发育到 6 个月时,脊髓终止于第 1 骶椎,新生儿终止于第 3 腰椎或第 4 腰椎。在成年人一般终止于第 2 腰椎的上缘或第 1 腰椎。但个体差异较大,约有 10%终止于第 2 腰椎以下。年龄越小,终止位置越低。脊髓平均长度为男性约为 45 cm,女性约为 42 cm,平均重量约 30 g。

因为脊髓比椎管短,所以,颈髓以下的脊神经根离开脊髓后在椎管内向下斜行才能从相应的椎间孔穿出,这种现象越接近末端越明显。在成年人第 2 腰椎以下的蛛网膜下隙只有脊神经根,即马尾神经。所以,在腰椎穿刺时多选择第 2 腰椎以下的间隙,以免损伤脊髓。

供应脊髓的动脉包括脊髓前动脉、脊髓后动脉和根动脉。脊髓前动脉供应脊髓腹侧 2/3 至 3/4 区域,其吻合支少而供应脊髓面积相对较大,故最易造成血流障碍,引起运动功能损害。

(三)蛛网膜下隙的生理

蛛网膜下隙除脊髓外,还充满着脑脊液(CSF)。脑脊液主要由侧脑室及第三、四脑室的脉络丛分泌。脑室内的脑脊液经正中孔和外侧孔进入小脑延髓池,由此流向蛛网膜下隙,分布在脑及脊髓的表面,马尾神经浸浴在脑脊液中。脑脊液分泌速度较快,在正常脑脊液压力下,每天可生成 12 mL。如在人工引流的情况下,分泌速度明显加快,如丢失 20~30 mL

脑脊液，在 1 小时内即可补足。成年人脑脊液总量为 120~150 mL，但在蛛网膜下隙仅占 25~30 mL。从第 2 骶椎算起，每升高一个椎体约增加 1 mL 脑脊液。一般达第 3 腰椎约有 5 mL，达第 6 胸椎约有 15 mL，而在枕部的膨大部位可达 25 mL 左右。

脑脊液压力正常人在侧卧位时为 6.87~16.67 kPa（70~170 mmH$_2$O），坐位时为 19.61~29.42 kPa（200~300 mmH$_2$O）。此压力可因静脉压增高而升高，脱水时和老年人压力较低。另外，脑脊液压力也受血中二氧化碳分压及渗透压变化的影响。

脑脊液无色透明，酸碱值接近血浆（7.35），比重 1.003~1.009，男性较女性稍高，糖尿病患者可达 1.010 以上。脑脊液中含葡萄糖 2.5~4.5 mmol/L，蛋白质 0.2~0.45 g/L，氯化物 120~130 mmol/L。含糖量是决定脑脊液比重的重要因素，而氯化物对维持渗透压的平衡有重要意义。

（四）硬膜外隙及骶管的解剖和生理

1.硬膜外隙解剖

颅腔内硬膜称硬脑膜，仅在静脉窦处分为两层，其他部位两层密切地融合在一起。椎管内的硬膜是硬脑膜的延续，称为硬脊膜。硬脊膜在枕大孔边缘与枕骨骨膜紧密愈着，从枕大孔以下开始分为内、外两层。外层与椎管内壁的骨膜和黄韧带融合在一起，内层形成包裹脊髓的硬脊膜囊，抵止于第 2 骶椎。因此，通常所说的硬脊膜实际是硬脊膜的内层。硬脊膜内、外两层之间即为硬膜外隙，该腔隙在枕大孔处闭合，所以与颅内不直接交通。

硬膜外隙是一环绕硬脊膜囊的潜在腔隙，内有疏松的结缔组织和脂肪组织，并有极为丰富且较粗的静脉丛，纵行排列在两侧，在其中间有较细的静脉丛连结。因静脉丛血管壁偏薄，所以注入硬膜外隙的药液易被迅速吸收。当穿刺或置入硬膜外导管时，有可能损伤静脉丛而出血。因此在操作时要轻柔，有出血倾向的患者更易引起血肿。

硬膜外隙前方较窄，硬脊膜与椎管壁相附着，而后方较宽，其宽度自颈段至腰段逐渐变宽，在颈段约为 1~1.5 mm，上胸段为 2.5~3.0 mm，下胸段为 4~5 mm，腰段为 5~6 mm。各段硬脊膜厚度也不同，从颈段至腰段逐渐变薄，如颈段为 2.0~1.5 mm，上、下胸段约为 1.0 mm，腰段为 0.66~0.33 mm。硬膜外隙总容积约为 100 mL，其中骶部约占 25~30 mL。

在妊娠末期，硬膜外隙的静脉丛呈怒张状态，硬膜外隙相对变小。硬膜外隙内的结缔组织纤维在中线处交织致密成膜样，似将硬膜外隙左右分隔开，这种现象在颈段及上胸段较为明显，有时使注入的药液扩散偏于一侧。

包绕脊髓的硬脊膜也包绕着脊神经根（鞘膜管），经相应的椎间孔穿出椎管。一般鞘膜管终止于椎间孔内，偶尔有沿神经根出椎间孔数厘米者。在椎间孔的神经鞘膜远比在椎管内的神经鞘膜薄，能被一定浓度的局麻药浸透，而使神经根麻痹。

2.硬膜外隙的压力

在硬膜外隙穿刺时呈现的负压，并非生理负压，所以，在重新穿刺或出现负压后再继续进针，可出现二次负压现象，出现率可达95.9%。产生负压的因素很多，一般认为在极度前屈体位时，使硬膜外隙增大而产生负压；也可能是穿刺针进入硬膜外隙后，针尖将硬脊膜推向前方，使间隙增大而产生负压现象。由于胸段硬膜外隙狭窄，穿刺时针尖推动硬脊膜的机会较多，所以胸段负压发生率可高达90%以上，而腰段硬膜外隙较宽，针尖接触的机会较少，故负压现象发生率不到50%。骶管穿刺时，穿刺针与硬脊膜无接触机会，很少有负压现象。

有研究认为行硬膜外穿刺时，针尖迫使黄韧带凹陷，硬膜外间隙中的物质被排挤至压力低的部分，当刺破黄韧带出现落空感时，黄韧带弹性回缩，即可出现负压现象。

另外，胸膜腔内负压，可能通过椎间孔或椎旁静脉系统传导产生负压，但所测得硬膜外隙的负压有时大于正常胸膜腔负压，所以很难说是由胸膜腔传来，但在临床实践中确实观察到用水柱测硬膜外隙的负压时，可随呼吸运动而呈现波动现象。

在临床中可以观察到年轻人因前屈位幅度大，呼吸功能良好，所以硬膜外隙负压现象明显。而老年人因韧带硬化等因素，脊柱前屈受限或呼吸功能不良，如肺气肿、哮喘等患者胸腔内负压很小甚至消失，所以，硬膜外隙产生负压现象概率少且不明显。

在胸腰段，硬膜外隙负压亦不同，在前屈位时，下腰段硬膜外隙负压约为-0.049 kPa（-0.5 cmH$_2$O），上腰段约为-0.098 kPa（-1.0 cmH$_2$O），而胸段为-0.294 kPa~-0.098 kPa（-3.0~-1.0 cmH$_2$O），平均约为-0.196 kPa（-2.0 cmH$_2$O）。

3.骶管解剖

骶管呈长三角形，从第 2 骶椎开始向下逐渐变窄小。从骶裂孔至硬脊膜囊长度在成年人约为 47 mm。但因骶裂孔个体差异较大，骶管长度有所不同，约有 47% 的病例骶裂孔在第 4 骶椎以上，甚至在第 3 骶椎。所以骶管长度明显短于 47 mm，在骶管穿刺时应注意，勿超过髂后上棘连线，以免刺破硬脊膜囊进入蛛网膜下隙。骶裂孔是骶管麻醉时的穿刺部位，正常人该裂孔呈 "V" 或 "U" 形，女性有 1% 无骶裂孔，是临床上骶管麻醉穿刺失败的主要原因之一。骶管腔内也含有疏松的结缔组织、脂肪组织及丰富的静脉丛，其容积占整个硬膜外隙的 25%~30%。

（五）脊神经根及体表分布

脊神经根分为前根和后根。前根是从脊髓前角发出，由运动神经纤维和交感神经传出纤维所组成；后根是脊髓后角发出，由感觉神经纤维和交感神经传入纤维所组成。在蛛网膜下隙的神经根是裸露的，而在硬膜外隙的神经根是由硬脊膜包裹着，因此，局麻药在不同腔内神经根的渗透性不同，前者渗透较后者容易。

按神经根发出的脊髓节段不同，而称为颈段、胸段、腰段和骶段。T_6 以上又称上胸段，T_8 以下称下胸段。骶段在脊椎麻醉时，称 "鞍区" 麻醉；而在硬膜外麻醉时，又称骶管麻醉。各神经节段在体表的分布结合体表的解剖标志，将躯干部皮肤的脊神经支配区依其上界做如下记述，以便记忆：甲状软骨部皮肤是 C_2 神经支配；胸骨柄上缘是 T_2 神经支配；两侧乳头连线是 T_4 神经支配；剑突下是 T_5 神经支配；季肋部肋缘是 T_8 神经支配；平脐是 T_{10} 神经支配；耻骨联合部是 T_{12} 神经支配；大腿前面是 $L_{1~3}$ 神经支配；小腿前面和足背是 $L_{4~5}$ 神经支配；足底、小腿及大腿后面、骶部及会阴部是骶神经分布；上肢是 $C_5~T_1$ 神经分布。

二、脊椎及硬膜外麻醉生理

（一）药物作用部位

注入蛛网膜下隙内的局麻药，选择性地直接作用于裸露的脊神经前根和后根，或直接作用于脊髓。前根阻滞后可阻滞运动神经（肌肉松弛）和交感神经传出纤维（血管扩张，肠蠕动亢进和心率减慢）；后根阻滞后可阻滞感觉神经（感觉消失）及交感神经传入纤维。注入硬膜外隙的局麻药大部分被吸收入血管内，少部分停留在腔内的脂肪组织，仅有部分局麻药达到脊神经或脊神经根靶神经纤维，并且主要是作用于椎间孔处由鞘膜管包裹的神经根，少部分通过硬脊膜直接作用于脊髓。注入蛛网膜下隙的药液容易被脑脊液所稀释，而在硬膜外隙的药液则不会被稀释，所以，应用局麻药浓度脊椎麻醉较硬膜外麻醉高。在其他条件相同的情况下，脊椎麻醉的阻滞范围主要取决于用药的剂量及体位，而硬膜外麻醉的阻滞范围主要取决于用药容量的大小。

（二）不同神经纤维阻滞的顺序

临床上所用局麻药浓度虽然对脊髓神经前根和后根都能产生有效的阻滞作用，即对感觉和运动神经纤维都能产生麻醉作用，但是由于各种神经纤维粗细不等和功能不同，在用同一种浓度的局麻药时，对各种不同神经纤维阻滞作用的发生速度及作用强度不同。其阻滞顺序依次为交感神经、冷觉、温觉、温度识别觉、钝痛感觉、锐痛感觉、触觉、运动（肌肉松弛）、压力觉（减弱）、本体感觉和肌肉、肌腱、关节感觉。值得强调的是，运动神经不但阻滞较晚，持续时间较短，而且阻滞范围要比感觉神经低或窄 1~4 个节段；而交感神经阻滞范围要比感觉神经高或宽 2~4 个节段。因此，脊椎及硬膜外麻醉范围越广，血压下降越明显。所以用"刺痛"试验并不能完全说明阻滞的准确范围。临床上所指的麻醉平面一般是指痛觉消失的平面。

（三）脊椎及硬膜外麻醉对机体的影响

1.对呼吸的影响

即使是上胸段脊椎麻醉对吸气功能也无明显影响，因吸气肌主要是膈肌，而膈神经支配区域多不被阻滞，事实上，由于腹肌麻痹，可减轻膈肌运动时所必须克服腹腔脏器向上的压力，而有利于膈肌的收缩，因此无吸气性困难。但是，患者的呼气功能降低，且与阻滞平面呈正相关关系。可使最大呼出压和呼出气流量明显降低，这主要是因肋间神经和腹肌麻痹，肺活量减低，表现为不能大声讲话和有效咳嗽。因此，在理论上，患有慢性阻塞性肺疾病不宜选用高平面脊椎麻醉技术，但临床中这类患者施行中平面阻滞仍可很好耐受，现已经证实脊椎麻醉对每分钟通气量、死腔量、肺泡-动脉氧和二氧化碳分压差、肺内分流量及动脉氧和二氧化碳分压等气体交换功能也无明显影响。然而，在高平面脊椎麻醉时发生的呼吸抑制甚至呼吸骤停，主要是因严重低血压导致脑干缺血所致，并非是对呼吸调节中枢的直接作用。偶尔产生呼吸困难，是由于胸、腹壁的传入冲动减少而抑制呼吸驱动力，因此，有时可出现鼻翼翕动及发绀。硬膜外麻醉，即使有明显呼吸系统疾病也很少引起呼吸抑制，除非高浓度大剂量局麻药扩散至 C_3、C_4、C_5 脊神经，使之阻滞才能发生。在颈段硬膜外阻滞时，肺功能残气量可降低，无呼吸系统疾病者并不明显影响每分通气量和气体交换功能，但对慢性阻塞性肺疾病呼吸储备下降的患者，临床应慎重选用。在麻醉中如辅佐阿片类镇痛药或苯二氮䓬类镇静药时，仍可引起较明显的呼吸抑制。脊椎及硬膜外麻醉不影响单肺通气时的肺氧合和缺氧性肺血管收缩。脊椎及硬膜外麻醉不引起支气管收缩，而且硬膜外麻醉时局麻药中添加肾上腺素会引起支气管扩张，故脊椎及硬膜外麻醉可以安全地用于哮喘的患者。另外，由于高平面麻醉，肌肉、肌腱及关节感觉或位置觉丧失，进而会发生"限界性呼吸困难"。

2.对循环的影响

血压降低和心率减慢是脊椎及硬膜外麻醉最常见的生理效应。椎管内阻滞中发生渐进性低血压和心动过缓的机制为：

（1）交感神经阻滞引起体循环血管阻力及心输出量下降，从而引起低血压和心动过缓。

（2）T_4 以上高平面麻醉阻滞了心脏加速神经纤维（发自 $T_{1\sim4}$ 水平），进一步加重了血流动力学的变化。

（3）局麻药及所添加的血管活性药的作用。局麻药入血引起心肌负性肌力作用，所添加的肾上腺素的兴奋作用，可乐定的 β_2 兴奋作用、去甲肾上腺素释放的突触前抑制和直接的副交感活性等机制，均可进一步加重血流动力学的变化。脊椎及硬膜外麻醉中突发的血压下降[如 5 分钟内血压下降 4 kPa（30 mmHg）或基础血压的 30%]和突发的心动过缓，具有不同于渐进性低血压和心动过缓的发生机制：脊椎及硬膜外麻醉引起的血液再分布、心室充盈不足和心肌收缩力增强，兴奋心室壁机械感受器，通过 BezoldJarisch 反射等机制引起副交感神经活动增强及交感神经活动减弱，从而引起低血压和心动过缓。脊椎及硬膜外麻醉均有不同程度的心输出量下降。低平面或低位阻滞麻醉时可下降 16%，而高平面或高位阻滞麻醉时可下降 31%，主要是因心率减慢、周围血管扩张及回心血量减少所致，另外心每搏量亦可下降 5%左右。由于动脉血压下降，左室做功也相应降低，肺动脉压也随着降低 15%~35%。如果阻滞平面在 T_5 以下，循环功能可借上半身未阻滞区血管收缩来代偿，血压下降幅度可在 20%以下，如阻滞平面超过 T_5 平面以上时，动脉血压可下降 20%~40%，右房压可下降 30%~50%以上。因外周血管扩张，血液常有淤滞现象，循环时间可延长 2 倍以上。阻滞区血管扩张以后还可导致直立性低血压，因此，当患者头高位时，流向下半身的血液量明显增多，回心血量减少，容易引起血压进一步下降。椎管内阻滞麻醉，多使上肢血流减少，下肢血流增加，对防止手术后下肢深部静脉炎有重要作用。

3.对体温调节的影响

脊椎及硬膜外麻醉可引起中心体温下降，其机制为：交感神经阻滞引起外周血管扩张，一方面增加机体热量的丢失，另一方面使机体热量由中心向外周再分布，该作用在麻醉后 30~60 分钟达高峰，可使中心体温下降 1~2℃。年龄越大，阻滞平面越广，则体温下降幅度越大。另外，超出体表温度实际上升程度的主观温暖感觉，降低了寒战和血管收缩的温度阈值，使机体温度调节机制减弱，进一步加重了中心体温的下降。

4.对其他系统的影响

脊椎及硬膜外麻醉中常发生恶心、呕吐，其发生诱因：

（1）血压骤降造成脑供血骤减，兴奋呕吐中枢。

（2）迷走神经功能亢进，胃肠蠕动增强。

（3）手术牵拉内脏。在脊椎麻醉时常因膀胱内括约肌收缩及膀胱憋尿肌松弛，使膀胱排尿功能受抑制，常有尿潴留现象。肝脏、胰腺及肾脏内血流速度可明显减慢，但对这些脏器的功能无明显影响。硬膜外阻滞时胃黏膜内 pH 升高，术后持续应用硬膜外阻滞对胃黏膜有保护作用。当血压下降并维持一段时间后，则血氧饱和度低下，如使血压恢复，通常在 5 分钟以后才能使血氧饱和度缓慢回升。

第二节　蛛网膜下隙阻滞麻醉

一、概述

蛛网膜下隙阻滞系把局麻药注入蛛网膜下隙，使脊神经根及脊髓表面部分产生不同程度的阻滞，简称脊麻。脊麻已有近百年历史，只要病例选择得当，用药合理，操作准确，脊麻不失为一简单易行、行之有效的麻醉方法，对于下肢及下腹部手术尤为可取。

二、蛛网膜下隙阻滞作用

局麻药注入蛛网膜下隙作用于脊髓和脊神经前后根，产生阻滞作用，是脊麻的直接作用；脊麻时发生了自主神经麻痹，它所产生的生理影响，是脊麻的间接作用，分别叙述如下：

1.直接作用

脊神经后根需局麻药浓度要高于前根，脊神经根内无髓鞘的感觉神经纤维和交感神经纤维对局麻药特别敏感，相反有髓鞘的运动神经纤维敏感性就较差，所以低浓度局麻药只能阻滞感觉冲动的传导，而只有高浓度局麻药才能阻滞运动神经纤维。

局麻药作用脊髓的途径是：①脑脊液中局麻药透过软膜直达脊髓，这种扩散是由于脑脊液—软膜—脊髓之间存在药物浓度梯度。②局麻药沿 Virchow-Robin 间隙穿过软膜到达脊髓的深部。③被阻滞的顺序：自主神经→感觉神经→运动神经→本体感觉纤维。消退顺序则相反。④阻滞平面之间差别：一般交感神经与感觉神经阻滞平面不相同，交感神经阻滞平面比感觉神经阻滞平面高 2~4 个神经节段，而运动神经阻滞平面又比感觉神经阻滞平面低 1~4 个节段。⑤局麻药不同浓度，可阻滞不同神经纤维。如普鲁卡因浓度 0.2 mg/mL 时，血管舒缩纤维被阻滞；达到 0.3~0.5 mg/mL，感觉纤维被阻滞；达到 0.5~0.75 mg/mL，运动纤维被阻滞（脑脊液内药物浓度）。

2.间接作用

①对循环的影响：对循环影响主要取决于交感神经纤维被阻滞平面高低，被阻滞平面

越高，对循环影响就越大，相反被阻滞平面较低，对循环影响就较少。②对呼吸的影响：脊麻对呼吸影响相对于循环影响较小，它对呼吸影响也主要取决于麻醉平面高低，平面越高影响就越大，当阻滞平面达颈部时，由于膈神经阻滞，发生呼吸停止。当麻醉平面高达使肋间肌麻痹，就可引起通气不足，而致缺氧和 CO_2 蓄积，低位脊麻对呼吸影响很小。③对胃肠道影响：系交感神经节前纤维被阻滞结果，交感神经功能消失，而迷走神经功能占主导地位，所以患者胃肠蠕动增强，胃液分泌增多，胆汁反流，肠收缩增强，所以术中、术后脊麻患者可发生恶心、呕吐、肠痉挛。④对肾及膀胱的影响：由于肾血管阻力不受交感神经调节，所以脊麻对肾的影响是间接的，当血压降至 10.6 kPa（80 mmHg）时，肾血流量和肾小球滤过率均下降，当平均动脉压低于 4.7 kPa（35 mmHg）时，肾小球滤过终止。膀胱受副交感神经调节，因此，当脊麻时副交感神经被阻滞，膀胱平滑肌松弛，患者发生尿潴留。

三、蛛网膜下隙阻滞穿刺技术

（一）脊麻穿刺时一般取侧卧位

应用重比重溶液时，手术侧向下；应用轻比重溶液时，手术侧向上；鞍区麻醉均采取坐位。

（二）常规消毒

铺巾后选择 $L_{3~4}$ 棘突间隙为穿刺点，理由是因为脊髓到此处已形成终丝，穿刺时没有损伤脊髓的顾虑，$L_{4~5}$ 间隙也可以。

（三）穿刺方法

分直入法和侧入法 2 种。

1.直入法

穿刺点用 0.5%~1%普鲁卡因或 0.5%利多卡因做皮内、皮下、棘上、棘间韧带逐层浸润麻醉后，固定穿刺点皮肤，应用 26G 穿刺针（或 25G），在棘突间隙中点刺入，针与患者背部垂直，并且针的方向应保持水平，针尖略向头侧，缓慢进针，仔细体会各解剖层通过的变化。当针尖刺破黄韧带时，有阻力突然消失的"落空"感觉，针继续推进时可有第2次"落空"感，此时提示针已穿破硬脊膜和蛛网膜，进入蛛网膜下隙。

2.旁正中穿刺法

定点在间隙中点旁开1.5 cm处穿刺，麻醉同上，穿刺针向中线倾斜，与皮肤成75°对准棘突间孔方向进针。本穿刺法不经过棘上和棘间韧带层次，经黄韧带和硬脊膜刺入蛛网膜下隙。此法适用于老年人脊椎畸形、因肥胖间隙摸不清的患者，直入法未成功时，可改用本法。针尖进入蛛网膜下隙拔出针芯，即有脑脊液流出，如未流出脑脊液则应考虑患者颅内压过低所致，可试用压迫颈静脉或让患者屏气、咳嗽等迫使颅内压增高措施，以促使脑脊液流出。考虑针头斜口被阻塞，可旋转针干180°~360°并用注射器缓慢抽吸，仍无脑脊液流出，应重新穿刺。

（四）注药

当穿刺成功后将盛有局麻药的注射器与穿刺针紧密衔接，用左手固定穿刺针，右手持注射器轻轻回抽见有脑脊液回流再开始以10~30秒注射速度注完药物。一般注完药后5分钟内即有麻醉现象。注完药5分钟后患者取平卧位，根据手术所需麻醉平面给予调整。

1.穿刺部位

脊柱有四个生理曲度，仰卧时，L_3最高，T_6最低。如果经$L_{2~3}$间隙穿刺注药，患者平卧后，药液将沿着脊柱的坡度向胸段移动，使麻醉平面偏高。如果在$L_{3~4}$或$L_{4~5}$间隙穿刺注药，患者仰卧后，药液大部分向骶部扩散，使麻醉平面偏低。

2.患者体位和麻药比重

这是调节麻醉平面的2个重要因素，重比重药液向低处流动，轻比重药液向高处流动。注药后5~10分钟内，调节好患者体位，以获得手术所需麻醉平面，因为超过此限，局麻药液和脊神经结合后，体位调整就会无效。如果平面太高造成对患者的影响也是严重的。

3.注射药物速度

一般而言，注射速度愈快，阻滞平面愈广。相反注射速度愈慢，药物愈集中，麻醉范围愈小。临床上常以1 mL/5 s药液为适宜，鞍区给药1 mL/30 s以便药物集中于骶部。麻醉平面调节应结合多因素而不是单因素，把麻醉调节好。

四、麻醉中管理

1.若是血管扩张致血压下降，应用麻黄碱 15~30 mg 静脉注射，同时加快输液速度以恢复正常，如仍反应不良，可应用 5~10 mg 间羟胺静脉滴注，或应用多巴胺 4~10 μg/(min·kg)，微泵输注，直至血压恢复正常为止。

2.若是血容量不足病例，应快速加压输注血浆代用品 300~500 mL，同时应用麻黄素 10~20 mg 静脉注射，尽快使血压回升至正常。

3.如系心功能代偿不佳所致低血压，注意输液速度，应用西地兰 0.2~0.4 mg＋5%葡萄糖 20 mL 静脉注射；或应用多巴胺 5~6 μg/(min·kg) 微泵静脉输注。对心率减慢者应用阿托品 0.3~0.5 mg 静脉注射，以降低迷走神经张力。

五、适应证和禁忌证

（一）适应证

1.下腹及盆腔手术

如阑尾切除术、疝修补术、膀胱手术、子宫附件手术等。

2.肛门及会阴手术

如痔切除术、肛瘘切除术等。

3.下肢手术

如骨折复位、内固定、截肢等。

（二）禁忌证

1.中枢神经系统疾病，特别是脊髓或脊神经根病变，麻醉后有可能长期麻痹，应列为绝对禁忌。对于脊髓的慢性病变或退行性病变，如脊髓前角灰白质炎，也列为禁忌，颅内高压患者禁忌。

2.全身严重感染，穿刺部位有炎症或感染者，穿刺时都可能使致病菌带入蛛网膜下隙，故应禁忌。

3.严重高血压、心功能不全患者。高血压心脏代偿功能良好，并非绝对禁忌。高血压合并冠心病，则禁用脊麻。收缩压超过 21.28 kPa（160 mmHg）和（或）舒张压超过 14.63 kPa（110 mmHg），一般慎用或不用脊麻。

4.休克、血容量不足患者禁用脊麻。

5.慢性贫血，应用低平面脊麻可以，禁用中、高位脊麻。

6.有凝血机制障碍或接受抗凝治疗者。

7.脊椎外伤、脊椎畸形或病变。

8.精神病，不能合作的小儿等患者（小儿应用基础麻醉后可慎用）。

9.老年人血管硬化并合并心血管疾病，循环储备功能差，不易耐受血压波动，只能适合低位脊麻，禁用中高位脊麻。

10.腹内压明显增高病例，如腹腔巨大肿瘤、大量腹腔积液或中期以上妊娠，脊麻的阻滞平面难以控制，并易引起循环较大变化，应禁用。

六、蛛网膜下隙阻滞常用局部麻醉药

（一）普鲁卡因

因用于蛛网膜下隙阻滞的普鲁卡因，为纯度高的白色晶体，麻醉临床应用时，开瓶用脑脊液溶解，溶解后为无色透明液。常用浓度为 5%，最高不宜超过 6%，最低有效浓度为 2.5%。成年人常用剂量为 100~150 mg，极量为 200 mg，鞍区麻醉为 50~100 mg，小儿可按年龄和脊柱长度酌减。麻醉起效时间为 1~5 分钟，因此麻醉平面调节必须在 5 分钟内完成，否则阻滞平面已固定，再调整无效。维持时间仅 45~90 分钟。配制方法：普鲁卡因 150 mg 溶解于 5%葡萄糖液或脑脊液 2.7 mL 中，再加 0.1%肾上腺素 0.3 mL，配成 5%重比重溶液。

（二）丁卡因

丁卡因是脊麻常用药物之一，常用浓度为 0.33%，最低有效浓度为 0.1%。常用配制与配方：1%丁卡因 1 mL、10%葡萄糖 1 mL、3%麻黄碱 1 mL，配成 1∶1∶1 溶液，为丁卡因重比重液的配方，使用安全有效。常用剂量为 10~15 mg，最高剂量为 20 mg。此配方起效

时间为 5~10 分钟，维持时间 2~3 小时。注意所用的注射器与穿刺针不宜和碱性物质接触或附着，以免减弱药物麻醉作用。

（三）利多卡因

应用于脊麻，它的常用浓度为 2%~3%。常用量为 100 mg，极量为 120 mg（为成人量）。药物（2%~3%）加入 5%或 10%葡萄糖 0.5 mL 即为配成重比重液。它的起效时间为 1~3 分钟，麻醉维持时间为 75~150 分钟。利多卡因在脊麻中使用的缺点是容易弥散，致麻醉平面不易控制。

（四）布比卡因

应用于脊麻，常用浓度为 0.5%~0.75%，常用量为 8~12 mg，最多不超过 20 mg，配方：0.75%布比卡因 1.5~2 mL，10%葡萄糖 1~1.5 mL 配成重比重液，超效时间 5~10 分钟，维持 2~2.5 小时。

（五）罗哌卡因

用法同布比卡因，更安全。

七、蛛网膜下隙阻滞并发症及其处理

（一）头痛

常见并发症之一。典型头痛可在穿刺后 6~12 小时内发生，多数发病于脊麻后 1~3 天，术后 2~3 天最剧烈，多在 5~12 天消失，极个别病例可延至 1~5 个月或更长，脊麻后头痛发生率一般为 3%~30%，发病机制由于脑脊液不断丢失使脑脊液压力降低所致。

1.常用预防办法　①局麻药采用高压蒸气灭菌；②严格注意无菌问题；③穿刺针宜细，选用 26G 最佳；④切忌暗示脊麻后头痛发生的可能性；⑤手术当日输液量大于 2500 mL，术中及时纠正低血压。

2.处理

（1）轻微头痛：卧床 2~3 天，口服去痛片，多能在第 4 天完全恢复。

（2）中度头痛：患者平卧头低位，每日输液 2500~4000 mL，并用镇静药、索米痛片

（去痛片）、针刺镇痛，效果不佳时可应用小剂量镇痛药，如哌替啶 50 mg 肌内注射，或应用其他治疗头痛药物。

（3）严重者除上述方法外，可采用硬膜外腔充填血疗法，即先抽取自体血 10 mL，在 10 秒内应用硬膜外穿刺针注入硬膜外间隙，注完后患者平卧 1 小时，有效率可达 97.5%。如果一次注血疗法后，头痛未完全消除，可行第二次注血，其成功率可达 99%。或应用右旋糖酐 30~70 mL，或 5% 葡萄糖或生理盐水 30~40 mL 行硬膜外腔注射，以增加脑脊液生成，治疗头痛。

（二）尿潴留

尿潴留一般在术后 1~2 天恢复。如潴留时间过长可针刺三阴交、阴陵泉等穴位治疗，或行导尿。

（三）脑神经麻痹

极少发生，多以外展神经多见，术后 2~21 天后开始有脑膜刺激症状，继而出现复视和斜视，原因与脊麻后头痛机制相似，为脑脊液从硬膜外穿刺孔溢出，脑脊液量减少，降低了脑脊液对脑组织的"衬垫"作用，使外展神经在颞骨岩部受牵拉所致。一旦发生则对症治疗。50% 以上患者可在 1 个月内恢复，极个别病例可持续 1~2 年。

（四）假性脑脊膜炎

假性脑脊膜炎也称为无菌性或化学性脑脊膜炎，据报道发生率为 1:2000，多在脊麻后 3~4 天发病，发病很急，临床症状为头痛及颈项强直，克尼格征阳性，并有时发生复视和呕吐。治疗方法同头痛，但必须加用抗生素治疗。

（五）脊髓炎

此种炎性反应并非由细菌感染所致，而是局麻药对含髓磷脂组织的影响，症状为感觉丧失和松弛性麻痹，可自行恢复，也可发展成残疾，无特殊疗法，只能对症处理，可试用针灸和理疗等治疗方法。

（六）粘连性蛛网膜炎

此类反应主要与脊麻过程中带入具有刺激性异物及化学品、高渗葡萄糖、用错药物、蛛网膜下隙出血有关。此类反应为渗出性变化，继而出现增生及纤维化改变。它的症状开始是疼痛和感觉异常，然后出现运动无力，发展到完全松弛性瘫痪。处理：对症治疗，应用大剂量 B 族维生素、大剂量激素，配合理疗、针灸等疗法。

（七）马尾神经综合征

发生原因与粘连性蛛网膜炎相同。症状是下肢感觉和运动功能长时间不能恢复，表现为感觉丧失及松弛性麻痹症状可自行消失，但恢复过程很慢，治疗同蛛网膜炎。

第三节　硬膜外腔阻滞

一、概述

硬膜外间隙阻滞是将局部麻醉药注入硬膜外间隙，阻滞脊神经根，使其支配的区域产生暂时性麻痹，简称为硬膜外麻醉。现代硬膜外麻醉主要是连续硬膜外麻醉，单次法已经使用很少，因为此法可控制性太差，易发生意外，根据病情手术范围和时间，分次给药，使麻醉时间得以延长，并发症明显减少。连续硬膜外阻滞是临床上常用的麻醉方法之一。

（一）高位硬膜外阻滞

于 $C_{5\sim6}$ 之间行穿刺，阻滞颈部及上胸段脊神经，适应甲状腺、颈部和胸壁手术。

（二）中位硬膜外阻滞

穿刺部位在 $T_6\sim T_{12}$ 之间，常用于胸壁和上中腹部手术。

（三）低位硬膜外阻滞

在 $L_1\sim L_{4,5}$ 之间，常用于下腹、下肢、盆腔手术。

（四）骶管阻滞

经骶裂孔穿刺阻滞神经，适合于肛门、会阴部手术。

二、硬膜外腔解剖

椎管内硬膜称为硬脊膜，在枕骨大孔处与枕骨骨膜相连，从此以下分为内、外两层，形成间隙。硬脊膜相当于内层及其在枕骨大孔向下延续部分，形成包裹脊髓的硬脊膜囊并抵止于骶椎。因此，通常所说的硬脊膜实际上是指硬脊膜的内层，俗称为硬膜。硬膜附着枕骨大孔的边缘，这可防止麻醉药从硬膜外腔进入颅脑。硬脊膜的外层是由椎管内壁的骨膜和黄韧带融合而组成。内、外两层之间的腔隙即为硬膜外腔。硬膜外腔包含有疏松的网状结缔组织、脂肪、动静脉、淋巴管和脊神经。其中血管以丰富静脉丛为主，这些静脉没有瓣膜，它们与颅内和盆腔的静脉相通，如将局麻药或空气注入这些静脉丛，可立即上升至颅内。硬脊膜外腔后方（背间隙）从背正中或黄韧带至硬脊膜之间的距离上窄下宽，下颈部约 1.5~2 mm；中胸部约 3~4 mm；腰部最宽约 5~6 mm，成年人硬脊膜外腔容积约 100 mL（骶部约占 25~30 mL）。

三、硬脊膜外阻滞的机制及生理影响

（一）局麻药经多种途径发生阻滞作用

其中以椎旁阻滞、经根蛛网膜绒毛阻滞、脊神经根以及局麻药弥散过硬膜进入蛛网膜下隙产生"延迟"的脊麻为主要作用方式。

（二）局麻药在硬膜外腔的扩散

①局麻药的容量和浓度：容量越大阻滞范围越广，所以容量是决定硬膜外阻滞的"量"的重要因素；浓度越高阻滞就越完善，所以浓度是决定硬膜外阻滞的"质"的重要因素。硬膜外阻滞麻醉要达到满意效果，既要有足够的阻滞范围，又要阻滞得完善（完全），质与量应并重，不能偏向一面。②从理论上讲药物注射速度越快，就越有利于局麻药在硬膜外腔扩散，就可获得宽广的麻醉阻滞平面。在临床工作中大多数学者认为注药速度过快，增加血管对局麻药的吸收，易导致中毒，而且由于注入药物量受到限制，所以平面扩散节段增加也有限，普遍认为注药速度以 0.3~0.75 mL/s 为好。

四、硬膜外腔压力

有关硬脊膜外腔穿刺时出现的压力的发生机制，虽然说法很多，但至今仍无一个明确定论。现归纳几种学说如下：

1.硬脊膜被穿刺针推向前方，间隙增大而产生负压。

2.胸膜腔内负压通过椎间孔或椎旁静脉系统传递至硬脊膜外腔。

3.脊柱屈曲使硬脊膜外腔增大产生负压。

4.穿刺时穿刺针尖顶黄韧带，黄韧带弹性回缩时形成负压。颈部和胸部硬膜外腔负压发生率为96%，腰部发生率为88%，骶管则不出现负压。

五、硬膜外阻滞的影响

（一）对中枢神经系统的影响

注药后引起一过性脑压升高，临床上患者感到头晕。局麻药进入血管内引起毒性反应，严重时患者抽搐或惊厥。局麻药长时间在体内积累，当它在血液中的浓度超过急性中毒阈值时，引起毒性反应。硬膜外麻醉对中枢神经系统间接影响是阻滞后低血压所引起的，如低血压引起脑缺氧，导致中枢兴奋从而发生呕吐。

（二）对心血管系统的影响

1.神经因素

①交感神经传出纤维被阻滞，致阻力血管和容量血管扩张。②硬膜外麻醉平面超 T_4 时，心脏交感纤维阻滞，心率减慢，心输出量减少。

2.药理因素

①局麻药吸收入血后，对平滑肌产生抑制，对β受体进行阻滞，而导致心输出量减少。②肾上腺素吸收后，兴奋β受体，心输出量增加，周围阻力下降，因此在临床上局麻药液中加入肾上腺素，则肾上腺素的药理作用能对抗局麻药对机体造成的药理因素方面的影响。

3.局部因素

局麻药注射过快，引起脑脊液压力升高（短时），而致血管张力和心输出量反射性升高。

（三）对呼吸系统的影响

对呼吸的影响主要取决于阻滞平面高度，尤其是运动神经被阻滞范围更为重要。

1.药物浓度的高低直接关系到运动神经是否被阻滞。在中低位硬膜外麻醉时可使用常规浓度，如利多卡因，浓度为 1.5%~2%；在高位硬膜外麻醉时禁止使用正常或高浓度局麻药，否则必定会造成运动神经被阻滞，而使呼吸肌和辅助呼吸肌麻痹，致患者呼吸停止。临床应用药物中发现，0.8%~1%利多卡因和 0，25%布比卡因对运动神经纤维影响最小，常使用在高位硬膜外麻醉中。

2.老年人、体弱者、久病或过度肥胖患者，这些患者本身存在通气储备下降，如遇阻滞平面高，对呼吸影响就会更大，甚至不能维持正常通气，必须辅助或控制呼吸。

（四）对内脏的影响

硬膜外麻醉对肝、肾功能没有直接影响，而是由于麻醉过程引起血压下降，间接影响到肝、肾功能，此轻微而短暂的影响对正常人来讲无重要临床意义。血压下降至 7.98~9.31 kPa（60~70 mmHg）以下时，肝血流量减少 26%，随着血压恢复，肝血流也恢复至正常；肾小球滤过率下降 9%，肾血流减少 15%，随着血压恢复，肾功能恢复至正常。

（五）对肌张力发生影响的作用机制

1.运动神经传入纤维被阻滞。

2.局麻药选择性阻滞运动神经末梢，而使肌肉松弛，临床工作中腹部手术硬膜外麻醉时，肌肉松弛程度不比应用肌松药松弛腹肌的效果差，但是值得注意的是部分患者在硬膜外麻醉时，运动神经阻滞是不全的。

六、硬脊膜外腔阻滞的临床应用

（一）适应证

主要适用腹部手术，凡是适合于蛛网膜下隙阻滞的下腹部及下肢手术，均可采用硬膜外腔麻醉。颈部、上肢和胸部手术也可应用，但应加强对呼吸和循环的管理。

（二）禁忌证

严重高血压、冠心病、休克及心脏代偿功能不全者，重度贫血、营养不良者，穿刺部位有感染、脊柱严重畸形或有骨折、骨结核、椎管内肿瘤，凝血障碍，中枢神经疾病。

七、硬膜外腔穿刺技术

（一）穿刺点的选择

根据手术切口部位和手术范围，取支配手术区范围中央的脊神经相应棘突间隙为穿刺点。各部位穿刺点的选择，为了确定各棘突间隙位置，可参考下列体表解剖标志：①颈部最明显突起的棘突为第7颈椎棘突；②两侧肩胛冈连线为第3胸椎棘突；③两侧肩胛下角连线高于第7胸椎棘突。

（二）体位

临床上常用侧卧位，具体要求与蛛网膜下隙阻滞相同。

（三）穿刺方法

硬脊膜外腔穿刺可分为直入法和侧入法两种。

1.直入法

在选定的棘突间隙作一皮丘，再作深层次浸润。目前临床上应用16G或15G硬膜外穿刺针，该针尖呈勺状，较粗钝，穿过皮肤有困难，可先用15~16G锐针刺破皮肤，再将硬膜外穿刺针沿针眼刺入，缓慢进针，针的刺入到达棘上韧带时，针应刺入其韧带中心位置，并固定穿刺针，是直入穿刺成功的重要因素。针的刺入位置及到达硬膜外腔位置必须在脊柱的正中矢状线上。穿刺针在经过皮肤→皮下组织→棘上韧带→棘间韧带→黄韧带→到达硬脊膜外腔。针尖到达硬脊膜外腔被确定后，即可通过穿刺针置入硬膜外导管并固定好。

2.侧入法也称旁正中法

对直入法穿刺有困难，胸椎中下段棘突呈叠瓦状，间隙狭窄，老年人棘上韧带钙化等情况可应用侧入法。棘突间隙中点旁开1.5 cm处进针，避开棘上韧带和棘间韧带，直接经黄韧带进入硬脊膜外腔，局部浸润麻醉后，用15G锐针刺破皮肤，硬膜外穿刺针眼进入，穿刺针应垂直刺入并推进穿刺针直抵椎板，然后退针约1 cm，再将针干略调向头侧，针尖指向正中线，沿椎板上缘经棘突间孔突破黄韧带进入硬膜外腔。

（四）硬膜外腔的确定

当穿刺针刺破黄韧带时，阻力突然消失，负压同时出现，回抽无脑脊液流出，即能判断穿刺已进入硬膜外腔。具体判断方法有：

1.阻力骤减

穿刺针抵达黄韧带时，术者可感到阻力增大，并有韧性感。这时将针芯取下，接上盛有生理盐水和 1 mL 左右的空气注射器；推动注射器芯，有回弹感觉，同时气泡缩小，液体不能注入。表明针尖已抵达黄韧带，此时可继续慢进针并推动注射器芯作试探，一旦突破黄韧带，即有阻力顿时消失的"落空感"，此时注射器内空气即被吸入，同时注气或生理盐水没有任何阻力，表示针尖已进入硬脊膜外腔。值得注意的是针尖位于椎旁疏松组织中，阻力也不大，易误认为在硬膜腔。鉴别方法：注入空气时，手感到穿刺部位皮下组织肿胀，置入导管试试，如遇阻力就说明针尖不在硬膜外腔。

2.负压现象

临床上常用负压现象来判断硬膜外间隙。当穿刺针抵达黄韧带时，拔出针芯，在针蒂上悬挂一滴局麻药或生理盐水。当针尖破黄韧带而进入硬膜外腔对，可见悬滴液被吸入，此即为悬滴法负压试验。此法试验缺点是妨碍顺利进针。

3.其他

进一步证明针尖进入硬膜外腔的方法有 3 种。①抽吸试验：接上注射器反复轻轻抽吸，无脑脊液流出（吸出），证明针尖确已在硬膜外腔；②气泡外溢试验：接上装 2 mL 生理盐水和 2 mL 空气的注射器，快速注入后取下注射器，见针蒂处有气泡外溢则可证实；③置管试验：置入导管顺利，提示针尖确在硬膜外腔。

（五）连续硬膜外阻滞置管方法

1.皮肤至硬膜外腔距离是穿刺针的全长（成年人用穿刺针长 10 cm，小儿用穿刺针长 7 cm），减去针蒂至皮肤距离。

2.置管麻醉者以左手背贴于患者背部，以拇指和示指固定针蒂，其余 3 指夹住导管尾端；用右手持导管的头端，经针蒂插入针腔，进至 10 cm 处，可稍有阻力，说明导管已达针尖斜面，稍用力推进，导管即可滑入硬膜外腔，继续插入 3~5 cm，导管一般插至 15 cm 刻度停止。不宜置管太深，除去针干长度（10 cm），硬膜外腔实际留管一般 3~5 cm，临床经验证明导管在硬膜外腔少于 2 cm，药物扩散效果较差，导管在硬膜外腔长于 5 cm 易在硬外腔打折或弯曲，影响药物扩散吸收。

3.拔针：调整导管深度，应一手拔针，一手固定导管并保持导管往针干里推进，以免导管在拔针时被带出过多，而致置管失败。置管后，将导管尾端与注射器相连接，回吸无回血或脑脊液，注入少许空气或生理盐水无阻力表明导管通畅，位置正确，即可固定导管。

4.注意事项：置管遇有阻力需重新置管时，必须将管连同穿刺针一并拔出，否则导管有被斜口割断的危险；如插入时觉得导管太软，不宜使用管芯作为引导，以免导管穿破硬膜外腔而进入蛛网膜下隙，置管过程中患者有肢体感觉异常或弹跳，提示导管已偏于一侧椎间孔刺激脊神经根，应重新穿刺置管。导管内有血流出说明导管进入静脉丛，少量出血可用含肾上腺素的生理盐水冲洗。如果无效果，应避免注药，重新换间隙穿刺。

八、硬膜外麻醉管理

（一）常用麻醉药物

1.利多卡因

作用迅速，穿透力和弥散力都较强，麻醉阻滞较完善，应用浓度为 1%~2%，起效时间为 5~12 分钟，作用时效为 60~80 分钟，最大用量为 400 mg。该药的缺点是久用后易出现快速耐药性。临床应用利多卡因与丁卡因配成 1.6%混合溶液（丁卡因 0.2%），与布比卡因配成混合液（利多卡因 1.5%~1.6%，布比卡因 0.25%~0.3%）。

2.丁卡因

常用浓度为 0.2%~0.3%，用药后 10~15 分钟时产生镇痛作用，需 20~30 分钟时麻醉开始完善，作用时效为 3~4 小时，一次最大用量为 60 mg。因为该药毒性较大，临床上不单独应用于硬膜外麻醉，常与利多卡因混合应用，其浓度一般为 0.2%~0.25%，最高浓度最好控制在 0.33%以内，以免引起毒性增加。

3.布比卡因

常用浓度为 0.5%~0.75%，4~10 分钟起效，可维持 4~6 小时，但肌肉松弛效果只有 0.75%

溶液才满意。

4.罗哌卡因

用法同布比卡因，但运动阻滞差，常用于硬膜外镇痛及无痛分娩。

（二）局麻药浓度选择

硬膜外麻醉的深度和作用时间主要取决于麻醉药物浓度。对手术部位和手术要求不同，对局麻药浓度应作一定选择，并具有一定的原则性。颈部手术需选择 1%利多卡因、0.25%布比卡因；胸部手术需选择 1%~1.2%利多卡因、0.25%布比卡因，浓度不宜过高，否则膈神经被阻滞，或其他呼吸肌受影响，而致通气锐减，严重者可致呼吸停止。为了达到腹肌松弛要求，腹部手术需较高药物浓度，如应用 1.6%~2%利多卡因、0.5%~0.75%布比卡因；下肢手术镇痛需较高浓度局麻药，如 0.75%布比卡因才能达到良好镇痛效果。此外，虚弱或年老患者浓度要偏低。

（三）局麻药的混合使用

临床上是将长效和短效、起效慢和起效快的局麻药配成混合液，以达到起效快、作用时效长、减少局麻药毒性反应的目的。

（四）注药方法

一般拟采用下列程序进行。①试验剂量：注入局麻药 3~5 mL，观察 5 分钟（排除误入蛛网膜下隙）。②每隔 5 分钟注药 3~5 mL，直至 12~18 mL，此为初始剂量。药物首次总量以达到满意阻滞效果为止，用药量限制在最大用量范围内，争取以最少局麻药达到满意麻醉效果。③根据每种药物作用时效，到时间按时追加首次总量 1/2~1/3 局麻药，直至手术结束。随着手术时间延长，用药总量增大，患者对局麻药耐受性将降低，临床工作中应慎重给药。

九、硬膜外腔阻滞失败

（一）阻滞范围达不到手术要求的原因

①穿刺点离手术部位太远，内脏神经阻滞不全，牵拉内脏出现疼痛；②多次硬膜外阻

滞致硬膜外腔出现粘连，局麻药扩散受阻等。

（二）阻滞不全原因

①硬膜外导管进入椎间孔致阻滞范围受限；②导管在硬膜外腔未能按预期方向插入；③麻醉药物浓度和容量不够。

（三）完全无效原因

①导管脱出或误入静脉；②导管扭折或被血块堵塞，没法注入药物；③导管未能插入在硬膜外腔。

（四）硬膜外穿刺失败原因

①患者体位不当，脊柱畸形，过分肥胖，穿刺点定位困难；②穿刺针误入椎旁肌群，或其他组织未能发现。

凡是遇有下列情况，从安全角度考虑，应放弃硬膜外麻醉：①多次穿破硬脊膜；②穿刺针误伤血管，致较多量血液流出；③导管被折断、割断而残留硬外腔。

十、硬膜外麻醉的意外及并发症

（一）穿破硬膜

硬膜外穿刺是一种盲探性穿刺，因此穿刺者应熟悉解剖层次，穿刺时缓慢进针，仔细体会各椎间韧带不同层次刺破感觉，并边进针边试阻力消失和负压现象，以避免穿破硬脊膜致发生全脊麻和脊髓损伤。麻醉师若思想麻痹大意，求快而进针过猛，有时失误而致硬膜穿破。穿刺针斜面过长，导管质地过硬，都增加穿破硬膜可能性，这种穿破有时不易及时发现。多次施行硬膜外阻滞患者，硬膜外腔由于反复创伤出血，药物化学刺激硬膜外腔使其粘连而变窄，严重者甚至闭锁，易穿破硬膜。脊柱畸形或病变、腹内巨大肿瘤或腹腔积液、脊柱不易弯曲、穿刺困难、反复穿刺，易穿破硬膜。老年人韧带钙化、穿刺时若用力过大，可致穿破。小儿硬膜外腔较成年人窄，如小儿没施行基础麻醉或药量不足，穿刺时稍动，就可致硬膜穿破。

处理：一旦穿破应改用其他麻醉方法，如穿刺在 L2 间隙以下，手术区域在下腹部、下肢或肛门、会阴区，改脊麻。

（二）穿刺针或导管误入血管

硬膜外间隙有丰富血管，有时发生穿刺针或导管误入血管，发生率据文献报道为0.2%~0.3%，尤其是足月孕妇，因硬膜外腔静脉怒张故更易发生。若经针干或硬膜外导管里出血较少，经调整针和导管位置，用生理盐水冲洗后，若无血液流出，可注射2%利多卡因1~2 mL，观察有无局麻药毒性反应，5~10 分钟后无毒性反应，可继续给药。如针干或硬膜外导管里出血量较多，应用 1：40 万肾上腺素生理盐水冲洗硬膜外腔后，改另一间隙穿刺。若再发生出血应禁用硬膜外麻醉。

（三）空气栓塞

硬膜外穿刺，利用空气行注气试验以利判断穿刺针是否进入硬膜外腔，是常用的鉴别手段，但是空气常随损伤血管而进入循环，致空气栓塞的发生率为20%~45%。临床上应用空气 1~2 mL，不致引起明显症状，如注气速度达 2 mL/（kg·min），进入血液空气超过10 mL，就可能致患者死亡。空气栓塞临床表现有气体交换障碍（肺动脉栓塞），缺氧和发绀，继而喘息性呼吸。意识迅速丧失，呼吸停止，随后血压下降，心跳停止。

1.处理

取头低左侧卧位，防止气栓进入脑，又可使气栓停留在右心房被心搏击碎，避免形成气团阻塞。心跳停止患者可剖胸行心室内抽气，心脏复苏。

2.预防

尽可能减少注入空气到硬膜外腔，限制在 2 mL 以内。

（四）广泛阻滞

硬膜外麻醉时常用量局麻药造成异常广泛阻滞平面，有以下三种可能性：①局麻药误入蛛网膜下隙产生全脊麻；②局麻药误入硬膜下间隙引起广泛阻滞；③局麻药在硬膜外腔出现异常广泛阻滞平面。

1.全脊麻

发生率为 0.10%~0.050%，临床上表现为全部脊神经支配区域均被阻滞，意识消失，呼吸、心跳停止。

处理：维持患者循环和呼吸功能。气管插管行机械呼吸支持患者呼吸，循环以扩容和血管收缩药物支持，使循环稳定，患者可在30分钟后苏醒。心跳停止按心肺复苏处理。预防十分重要，硬膜外麻醉必须试验给药，用药量应不大于3~5 mL，注药后仔细观察病情5~10分钟，如出现麻醉平面广泛，下肢运动神经被阻滞现象应放弃硬膜外麻醉，并支持患者循环和呼吸至平稳为止。

2.异常广泛阻滞

注入常规剂量局麻药以后，出现异常广泛的脊神经阻滞现象，但不是全脊麻。阻滞范围广，但仍有节段性，腰部和骶神经支配区域仍正常。特点：多发生于注入局麻药后20~30分钟，前驱症状有胸闷、呼吸困难、烦躁不安，然后出现呼吸衰竭甚至呼吸停止。血压多出现明显下降，有的病例血压下降不明显。脊神经被阻滞常达到12~15节段。

处理：支持呼吸和循环。预防：硬膜外麻醉应遵循分次给药方法，以较少用药量达到满意阻滞平面，忌一次注入大容量局麻药（8~15 mL），以免造成患者广泛脊神经被阻滞。异常广泛的脊神经阻滞的两种可能性是硬膜外间隙广泛阻滞与硬膜下间隙广泛阻滞。

（五）脊神经根或脊髓损伤

1.神经根损伤

硬膜外阻滞穿刺都是在背部进行，脊神经根损伤主要为后根，临床症状主要是根痛，即受损伤神经根分布的区域疼痛，表现为感觉减退或消失。根痛症状的典型伴发现像是脑脊液冲击症，即咳嗽、喷嚏或用力憋气时疼痛加重。根痛以损伤后3天之内疼痛最剧烈，随时间推移，症状逐渐减轻，2周左右大多数患者疼痛可缓解或消失，遗留片状麻木区可达数月以上。处理：对症治疗，预后均较好。

2.脊髓损伤

损伤程度有轻有重，如导管直接插入脊髓或局麻药直接注入脊髓，可造成严重损伤，甚至贯穿性损害。临床患者感到剧痛并立即出现短时意识消失，随即出现完全性、松弛性截瘫，部分患者因局麻药溢出至蛛网膜下隙而出现脊麻或全脊麻，暂时不会出现截瘫症状。

脊髓横贯性伤害时血压偏低而不稳定。严重损伤患者多死于并发症或残疾生存。

脊髓损伤早期与神经根损伤的鉴别：①脊髓损伤时患者出现剧痛而神经根损伤当时有"触电"感或痛感。②神经根损伤后感觉缺失仅限于1~2根脊神经支配的皮区，与穿刺点棘突平面相一致；而脊髓损伤感觉障碍与穿刺点不在同一平面，颈部低1节段，上胸部低2个节段，下胸部低3个节段。脊髓损伤重点在于预防，但是一旦发生要积极治疗，重点在于治疗早期的继发性水肿：主要应用大剂量皮质类固醇，以防止溶酶体破坏，减轻脊髓损伤后的自体溶解；应用脱水治疗，减轻水肿对血管内部压迫，减少神经元的损害；应用大剂量B族维生素，以促进神经组织康复。中后期治疗可应用针灸、推拿按摩、理疗行康复治疗，经治疗后部分病例可望基本康复。

（六）硬膜外血肿

硬膜外间隙有丰富的静脉丛，穿刺出血率为2%~5%，但出现血肿形成的患者并不多见。诊断：硬膜外麻醉出现背部剧痛基本可诊断。行椎管造影、CT或磁共振对于诊断及明确阻塞部位很有帮助。治疗：及早手术治疗，在血肿形成后8小时内行椎板切除减压，均可恢复。手术延迟必将导致永久性残疾，故争取时间尽快采取手术减压是治疗关键。预防措施：对有凝血功能障碍患者和正在使用抗凝治疗的患者应避免应用硬膜外麻醉，穿刺时有出血病例应用生理盐水冲洗，每次5 mL，待回流液颜色变浅后，改全身麻醉。

（七）感染

硬膜外脓肿。患者除出现剧烈背部疼痛，还出现感染中毒症状如发热、白细胞总数和中性粒细胞明显升高。治疗早期（8小时内）行椎板切除减压引流，应用大剂量抗生素治疗，一般患者康复，延误治疗可致永久性截瘫。

第四节　腰麻-硬膜外联合麻醉

一、复合麻醉穿刺法

20 世纪 90 年代始，蛛网膜下隙和硬膜外联合阻滞麻醉已广泛应用临床，并取得满意效果。复合脊麻-硬膜外阻滞适合于 8 岁以上患者的 T_7 以下平面的任何外科手术。脊麻与硬膜外联合阻滞麻醉可选用两点穿刺，也可采用一点穿刺法，即向蛛网膜下隙注药，同时经此穿刺针置入硬膜外导管。两点穿刺法先于 T_{12}~L_1 或 L_{1-2} 行硬膜外穿刺置入硬膜外导管，然后再于 L_{3-4} 或 L_{2-3} 或 L_{4-5}，行蛛网膜下隙穿刺，注入局部麻醉药液行脊麻；一点穿刺法经 L_{3-4}，间隙穿刺，目前国内不少厂家专门设计和制造 CSEA 配套穿刺针并广泛应用临床，应用特制的联合穿刺针，针的样品都是针套针方式，即先用一根带刻度的 17G 或 18GTuohyWeiss 针（即硬膜外穿刺针）进入硬膜外腔；然后用-29G Quineke 或 27G Whitacre 穿刺针（即蛛网膜下隙穿刺针），套入上述硬膜外穿刺针内，穿过并超出 Tuohy 针尖 11~13 mm，就完全可以穿破硬膜（在 L_3 处穿刺自黄韧带至硬膜距离为 5~20 mm）而进入蛛网膜下隙。如出现针尖顶着硬膜的帐篷现象，则将 Tuohy 针（硬膜外穿刺针），亦包括脊麻针，向内推进少许（3~6 mm），以将硬膜穿破，穿过硬膜时，常有一种"啪"穿破感觉。针确定在蛛网膜下隙后，注药并退出脊麻针，再经硬膜外针置入硬膜外导管（在硬膜外腔深度为 4~5 cm），该导管作为补充脊麻或延长麻醉时间用，也可作为术后镇痛。这种复合麻醉方法的麻醉效果基本上可达 95% 以上，据有关资料统计应用 SST 时脊麻的失败率达 16%，应用 DST 时其失败率仅 3%~4%。

二、应用单穿刺点法（SST）或双穿刺点法（DST）存在的问题

1.因为患者在进行穿刺时都取侧卧位，而脊麻先注药，若应用重比重药液，注药后不能立即仰卧，还须行硬膜外腔置管。如置管顺利也需 1~2 分钟，如置管不顺时间达 5 分钟以上，局麻药在蛛网膜下隙发生作用，而容易发生单侧性或偏重单侧性脊麻。如侧卧位时患

者体位不当，头或骶偏高或偏低，容易造成麻醉平面过高或过低。

2.SST 法很容易损坏脊麻穿刺针的前端，如穿刺针质量不好，损坏的微小金属片脱落下来进入硬膜外腔或蛛网膜下隙。破损的脊麻针的前端在穿破硬脊膜时，会使硬膜损伤更大。

3.在应用 SST 时硬膜外针要正确处于正中位置，否则前端偏斜，则在应用脊麻穿刺针进行穿刺时也会跟着发生偏斜，甚至引导脊麻针进入硬膜外腔的侧硬膜囊。应用 CSEA 时在已经产生脊麻的麻醉平面基础上，硬膜外麻醉每扩展阻滞 1 个节段约需局麻药液 1.5~3 mL，比单纯应用硬膜外麻醉阻滞 1 个节段的药量要少，因此麻醉应小剂量给药。

三、CSEA 常用药物剂量和浓度

目前临床上脊麻多采用重比重药液，有的学者也应用等比重药液，但等比重药液须坐位穿刺，又容易引起麻醉平面过低，达不到麻醉需求。现分别介绍：

（一）重比重药液

脊麻药配制时加 10%葡萄糖溶液 0.5~1 mL，即为重比重液。脊麻用 0.5%布比卡因1.6~2.0 mL（8~10 mg），0.33%丁卡因 1.8~2.0 mL；硬膜外用 0.5%布比卡因 10~15 mL。

（二）等比重药液

脊麻用 0.33%丁卡因 1.8~2.0 mL；硬膜外用 1%利多卡因和 0.25%布比卡因 8~10 mL，或 0.25%布比卡因 10~12 mL，硬膜外麻醉追加药量为首次量的 1/3~1/2。CSEA 优点是作用起效快，麻醉效果确实，肌肉松弛比单纯脊麻或硬膜外麻醉都好。少量脊麻用药达到骶丛的阻滞，明显减少了硬膜外麻醉用药量，降低毒性反应发生率。值得探讨的问题是脑脊液不出、置硬膜外导管困难、单侧脊麻、麻醉平面过广、硬膜外导管误入蛛网膜下隙。

第五节　骶管麻醉

骶管阻滞是经骶裂孔穿刺，注局麻药于骶管以阻滞骶神经，它也是硬膜外阻滞的一种方法。适用于直肠、肛门及会阴手术，也用于婴幼儿及学龄前儿童的腹部和下肢手术。

一、穿刺部位

其定位方法是：一般取侧卧位或俯卧位。侧卧位时，腰背应尽量向后弓曲，双膝关节屈向腹部；俯卧位时，髋关节下需垫一厚枕，显露并突出骶部。穿刺者位于患者一侧，穿刺之前先定好位，从尾骨尖沿中线向头方向摸至 4 cm 处（成年人），可触及一有弹性的凹陷骶裂孔，在孔的两旁可触到蚕豆大的骨质隆起，即为骶角，两骶角连线中点即为穿刺点。髂后上嵴连线在第 2 骶椎平面，是硬脊膜囊的终止部位，骶管穿刺时不宜越过此连线，否则有误入蛛网膜下隙发生全脊麻的危险。

二、穿刺与注药

于骶裂中心作皮内小丘，但不作皮下浸润，否则易使骨质标志不清，妨碍穿刺点定位，将穿刺针垂直刺进皮肤，并刺破骶尾韧带时可有阻力消失感觉。此时将针干向尾侧倾斜，与皮肤呈 30°～ 45°，然后再将针向前刺入 2 cm 即可到达骶管腔，抽吸注射器，无脑脊液和血液回流，注入生理盐水和少量空气无阻力，也无皮肤隆起。证实针尖在骶管腔，即可注入试验剂量，观察 5 分钟后，没有蛛网膜下隙阻滞现象，注入首次用药总量。

三、穿刺时注意问题

穿刺时如针与皮肤角度过小，即针体过度放平，针尖可在骶管的后壁受阻；若角度过大，针尖常可触及骶管前壁，穿刺如遇骨质，不宜用暴力，应退针少许，调整针体倾斜度后再进针，以免引起剧痛和损伤骶管静脉丛。骶管有丰富的静脉丛，除容易穿刺损伤出血外，对局麻药吸收也较快，故较易引起程度不同局麻药毒性反应。穿刺如抽吸时回流血量较多则放弃骶管阻滞，改用硬膜外麻醉，局麻用药浓度和剂量：1%~2%利多卡因 10~20 mL，最大用量 400 mg；0.25%~0.5%布比卡因 10~20 mL，最大用量 100 mg。

第四章　周围神经阻滞

第一节　周围神经阻滞的概述

周围神经阻滞是临床常用的麻醉方法之一，手术部位局限于某一或某些神经干（丛）所支配范围并且阻滞时间能满足手术需求者即可采用。还取决于手术范围、手术时间、患者的精神状态及合作程度。神经阻滞既可单独应用，亦可与其他麻醉方法如基础麻醉、全身麻醉等复合应用。穿刺部位有感染、肿瘤、严重畸形以及对局麻药过敏者应作为神经阻滞的绝对禁忌证。

神经阻滞过程中的注意事项如下：①做好麻醉前病情估计和准备：不应认为神经阻滞是小麻醉而忽视患者全身情况。以提高神经阻滞的效果，同时减少并发症。②神经阻滞的成功有赖于相关的解剖知识、正确定位穿刺入路、局麻药的药理及常见并发症的预防及处理。③明确手术部位和范围，神经阻滞应满足手术要求。④某些神经阻滞可以有不同的入路和方法，一般宜采用简便、安全和易于成功的方法。但遇到穿刺点附近有感染、肿块畸形或者患者改变体位有困难等情况时则须变换入路。⑤施行神经阻滞时，神经干旁常伴行血管，穿刺针经过的组织附近可能有体腔（如胸膜腔等）或脏器，穿刺损伤可以引起并发症或后遗症，操作力求准确、慎重及轻巧。⑥常规评估注射压力以降低神经纤维束内注射的发生率，以小于 750 mmHg 的压力注射可以显著减少神经纤维束内注射及高压导致的局麻药入血的发生。

第二节　定位方法

满意的神经阻滞应具备三个条件：①穿刺针正确达到神经附近；②足够的局麻药浓度；

③充分的作用时间使局麻药达到需阻滞神经的神经膜上的受体部位。

一、解剖标记定位

根据神经的局部解剖特点寻找其体表或深部的标志，如特定体表标志、浅层的骨性突起、血管搏动、皮纹及在皮肤上测量到的定位点深层标志如筋膜韧带、深部动脉或肌腱孔穴及骨骼。操作者穿刺时的"针感"，即感觉穿刺的深浅位置，各种深层组织的硬度、坚实感及阻力等。局麻药注入到神经干周围后可浸润扩散到神经干表面，并逐步达到神经干完全阻滞。但解剖定位只局限于较细的神经分支，如腕部和踝部神经阻滞成功率高，而较粗神经除了腋路臂丛通过穿透腋动脉定位外，其他很少使用。

二、找寻异感定位

在解剖定位基础上，按神经干的走行方向找寻异感。理论上，获得异感后注药，更接近被阻滞神经，其效果应更完善。根据手术范围和时间等决定阻滞方法。应尽可能用细针穿刺，针斜面宜短，以免不必要的神经损伤。目前应用神经刺激器及超声引导神经定位，因此不须找寻异感定位。

三、神经刺激器定位

（一）工作原理

周围神经刺激器产生单个刺激波，刺激周围神经干，诱发该神经运动分支所支配的肌纤维收缩，并通过与神经刺激器相连的绝缘针直接注入局麻药，达到神经阻滞的目的。目前临床使用的神经刺激器都具有较大可调范围的连续输出电流，电流极性标记清晰。

（二）绝缘穿刺针选择

尽可能选用细的穿刺针，最好用 22G。选用 B 斜面（19°角）或短斜面（45°角）的穿刺针。上肢神经阻滞通常选用 5 cm 穿刺针，腰丛和坐骨神经阻滞选用 10cm 穿刺针。神经刺激器的输出电流 0.2~10 mA，频率 1 Hz。需一次注入大剂量局麻药时，用大容量的注射器与阻滞针相衔接，以确保在回吸和注药时针头位置稳定。

（三）操作方法

将周围神经刺激器的正极通过一个电极与患者穿刺区以外的皮肤相连，负极与消毒绝缘针连接。先设置电流强度为 1~1.5 mA，刺激频率为 2 Hz。该强度下局部肌肉收缩程度最小。穿刺针靠近神经时，减少刺激器的输出电流至最低强度（低于 0.5 mA）时仍能引起肌颤搐，可认为穿刺针尖最靠近神经，注入 2~3 mL 局麻药，肌肉收缩立即消除。此时，增加电流至 1 mA，若无肌肉收缩发生，逐渐注射完余下的局麻药。如仍有肌肉收缩，应后退穿刺针重新调整位置及方向。

（四）神经刺激效应

使用神经刺激器刺激运动神经分支，观察其支配肌肉的运动有助于精确定位，刺激正中神经、尺神经、桡神经、腓总神经和胫神经支配的肌肉收缩的运动反应。又如用刺激股神经引发股四头肌颤搐及髌骨上下移动。

（五）优缺点

使用周围神经刺激器定位无须患者诉说异感，可用于意识不清或儿童等不合作患者，提高阻滞成功率，减少并发症发生。但刺激神经可能引起损伤。

四、超声定位

（一）超声技术基础

1.超声波的物理特性

声源振动的频率大于 20000 Hz 的机械波，临床常用的超声频率在 2~10 MHz 之间。超声波有三个基本物理量，即频率（f），波长（λ），声速（c），它们的关系是：$c = f \cdot \lambda$ 或 $\lambda = c/f$。波长决定图像的极限分辨率，频率则决定了可成像的组织深度。低频探头（1~6 MHz）成像的极限分辨率为 0.75~0.1 mm，可成像的组织深度 6~20 cm；高频探头（6~15 MHz）成像的极限分辨率为 0.1~0.05 mm，可成像的组织深度小于 6 cm。当目标结构表浅时，应选用高频探头，反之应选用低频探头。超声波在介质中传播时，遇到不同声阻的分界面，会产生反射。当超声波垂直于不同声阻抗分界面入射时，可得到最佳的反射效果。随着传播距离的增加，超声波在介质中的声能将随之衰减。根据图像中灰度不同，可分为强或高回声，中等回声，低或弱回声，无回声。

2.超声成像

由于超声在不同组织中穿插速度不同，各种组织介面上产生反射波，超声图像就是由超声探头接收到的各个介面反射波信号重造而成的。不同器官组织成分的显像特点：皮肤呈线状强回声；脂肪回声强弱不同，层状分布的脂肪呈低回声；纤维组织与其它成分交错分布，其反射回声强；肌肉组织回声较脂肪组织强，且较粗糙；血管形成无回声的管状结构，动脉常显示明显的搏动；骨组织形成很强的回声，其后方留有声影；实质脏器形成均匀的低回声；空腔脏器其形状、大小和回声特征因脏器的功能状态改变而有不同，充满液体时可表现为无回声区，充满气体时可形成杂乱的强回声反射。大部分外周神经的横截面呈蜂窝状，纵截面为致密高回声，有小部分外周神经则呈现低回声结构。

3.超声探头

临床应用的超声频率为 2.5~20 MHz，频率越高分辨率越好，但穿透性越差；频率越低穿透性越好，但分辨率会下降。对于表浅的神经（<4 cm），应选用 7~14 MH 的探头，深度>6 cm 的目标神经，应选用 3~5 MHz 的探头。4~6 cm 的目标神经应选用 5~7 MHz 的探头。对于极为表浅的结构，可选用类似曲棍球棒的高频小探头。表浅的神经应选用高频线阵探头，图像显示更清楚，而深部的神经应选用低频率凸阵探头，可增加可视范围，有利于寻找目标神经。探头要先涂上超声胶，然后用已灭菌的塑料套或无菌手套包裹，并用弹性皮筋扎紧。在超声的使用中不管是深部或浅部神经，应与周围局部解剖学相结合。目前脉搏波或彩色多谱勒技术可以清楚地区分血管及血管中的血流，从而提高对于局部解剖的观察。

4.多普勒效应

当声波向观察部位运动时，频率增加，远离时则频率减低。目标的移动可发生声波频率的变化，这就是多普勒效应，在医学方面的应用有赖于探测物的移动，如血流、血流方向、血液流量和喘流。在超声引导神经阻滞中探测目标神经附近的血管，区分动脉和静脉，作为引导神经阻滞的重要解剖标志。

（二）超声仪简介

麻醉科使用超声引导的神经阻滞时，对超声仪的要求：①图像清晰，特别是近场的分辨率要高；②操作简单容易掌握；③携带方便；④能实时储存图像或片段。目前市场上有多种专为麻醉时使用而设计的便携式超声仪。超声仪的操作步骤如下：

1.选择和安装超声探头

根据目标神经血管选择探头。一般 6~13 Hz 的线阵探头可满足大部分要求。坐骨神经前路、腰丛一般选择凸阵探头。锁骨下臂丛神经、臀下水平以上的坐骨神经根据患者的身材选择其中一种。线阵探头几乎适合儿童的各个部位。

2.开机

机器有电源插头和可充电的备用电源。按电源开关开机。

3.输入患者资料和更换检查模式

按患者信息输入键，出现患者信息输入屏幕，输入患者信息并选择适当的检查模式。检查模式有机器预设的神经、血管、小器官和乳腺等模式。

4.选择超声模式

超声模式有二维模式、彩色模式、多普勒模式和 M 模式四种。神经阻滞用二维模式，鉴别血管时用彩色模式、多普勒模式。

5.调节深度、增益

根据目标结构的深浅调节深度，并根据图像调节近场、远场和全场增益使目标结构显示清楚。

6.存储和回放图像

欲储存图像时，先按冻结键冻结此图像，再按储存键储存。也可实时储存动态片段。按回放键可回放储存的图像。

7.图像内测量和标记

按测量键可测量图像内任意两点的距离。

（三）优缺点

①优点：超声技术可以直接看到神经及相邻结构和穿刺针的行进路线，如臂丛神经阻滞的肌间沟径路和股神经的腹股沟部位的超声显像十分清晰，此外，还可观察局麻药注射后的局麻药扩散，提高神经阻滞定位的准确性和阻滞效果。超声引导下神经阻滞能减少患者不适，避免局麻药注入血管内或局麻药神经内注射及其相关的并发症。②缺点：超声的使用要有一定的设备和人员培训，增加了操作步骤，且仪器价格昂贵，有待临床普及。

但随着超声设备影像水平不断提高和经济改善，超声定位会逐渐增多，尤其是原来神经阻滞相对禁忌证和患者，如肥胖、创伤、肿瘤等引起的解剖变异，意识模糊，无法合作，已经部分神经阻滞的情况下，超声引导下的神经阻滞有更广阔的临床应用前景。

（四）超声引导下外周神经阻滞的准备

1.环境和器械的准备

虽然神经阻滞可以在手术室进行，但在术前准备室开辟一个专门的空间十分必要。因为神经阻滞起效需要一定的时间，且起效时间因不同的患者、不同的目标神经和不同的局麻药物等因素而有较大变化。麻醉医师可从容地不受干扰地完成操作和效果评估。

可用屏风或帘子围住 5 m×5 m 大小的地方，这样创造一个光线相对暗的环境，更容易看清超声屏幕显示，同时有利于保护患者隐私。必须备常规监护设备、供氧设备、抢救设备和药物。

2.患者的准备

择期手术须禁食 8 小时，常规开放一外周或中心静脉通道。监测心电图、血压和脉搏氧饱和度。可给予咪达唑仑 0.02~0.06 mg/kg，芬太尼 1~2 μg/kg 进行镇静，对于小儿患者，可静脉注射 0.5~1 mg/kg 氯胺酮；对于呼吸障碍的患者使用镇静药物应谨慎。穿刺过程最好鼻导管或面罩吸氧。

3.探头的选择和准备

对于表浅的神经（＜4 cm），应选用 7~14 MH 的探头，对于深度＞6 cm 的目标神经，应选用 3~5 MHz 的探头。对于（4~6 cm），应选用 5~7 MHz 的探头。对于极为表浅的结构，可选用类似曲棍球棒的高频小探头。表浅的神经应选用线阵探头，图像显示更清楚，而深部的神经应选用低频率凸阵探头，可增加可视范围，有利于寻找目标神经。探头要先涂上超声胶，然后用已灭菌的塑料套或无菌手套包裹，并用弹性皮筋扎紧。

4.其他的用品

消毒液（碘伏、乙醇）、无菌的胶浆、不同型号的注射器和穿刺针。最好准备一支记号笔，可根据解剖标志，大致标记目标结构的位置，有助于减少超声图像上寻找目标结构的时间。

5.识别超声图像的基本步骤

①辨方向：将探头置于目标区域后，通过移动探头或抬起探头一侧，辨清探头和超声图像的方向。②找标志结构：辨清超声图像方向后，移动探头，寻找目标区域的标志性结构。如股神经阻滞时，先确定股动脉；锁骨上臂丛神经阻滞时，先确定锁骨下动脉。③辨目标神经：根据目标神经和标志性结构的解剖关系（如股神经在股动脉的外侧）和目标神经的超声图像特征，确定目标神经。

（五）超声探头、穿刺针与目标神经的相对位置关系

1.超声探头与目标神经的相对关系

当超声探头与目标神经的长轴平行时，超声图象显示神经的纵切面，当超声探头与目标神经的长轴垂直时，超声图象显示神经的横切面，当超声探头与目标神经的长轴成角大于0°且小于90°时，超声图象显示目标结构的斜切面。当超声束和目标结构垂直时，目标结构显示最清楚。

2.超声探头与穿刺针的相对关系

当穿刺针与超声探头排列在一条直线上时，穿刺针的整个进针途径就会显示在超声图象上，这种穿刺技术被称为平面内穿刺技术。当穿刺针与超声探头排列垂直时，在超声图象上仅能显示针干的某个横截面，这种穿刺技术被称为平面外穿刺技术。

3.超声探头、穿刺针及目标结构三者的相对关系

根据超声探头、穿刺针及目标结构三者的相对关系，超声引导下的神经阻滞可分为长

轴平面内技术、短轴平面内技术、长轴平面外技术、短轴平面外技术。当然也可在超声图像上显示目标结构的斜面后，再使用平面内或平面外的技术进行阻滞或穿刺。大部分超声引导下的神经阻滞使用短轴平面内技术和短轴平面外技术。

第三节　颈丛神经阻滞

一、解剖和阻滞范围

颈丛由第 1~4 颈神经的前支组成。颈丛位于胸锁乳突肌深面、横突外侧，其发出皮支和肌支。颈丛分为深浅两个部分，颈深丛和浅丛的皮支支配的范围包括颈部前外侧和耳前、耳后区域的皮肤。而颈深丛还可阻滞颈部带状肌、舌骨肌、椎前肌肉、胸锁乳突肌、肩胛提肌、斜角肌、斜方肌，并通过膈神经阻滞膈肌。

二、适应证

单独阻滞适用于颈部浅表手术，但对于难以保持上呼吸道通畅者应禁用颈丛阻滞麻醉。双侧颈深丛阻滞时，有可能阻滞双侧膈神经或喉返神经而引起呼吸抑制，因此禁用双侧颈深丛阻滞。部分患者颈肩部手术时，可实施单侧颈丛，臂丛肌间沟联合阻滞，以完善手术操作区域的阻滞效果。颈神经丛阻滞的适应证：①甲状腺手术；②颈动脉内膜切除术；③颈淋巴结活检或切除；④气管造口术。

三、标志和患者体位

1.颈浅丛

主要体表标志为乳突、胸锁乳突肌的锁骨头及胸锁乳突肌后缘中点。患者仰卧位或者半卧位，头转向阻滞对侧，充分暴露操作区域皮肤。

2.颈深丛

主要体表标志为乳突、Chassaignac 结节（C_6 横突）及胸锁乳突肌后缘中点。在胸锁乳突肌锁骨头外侧缘、环状软骨水平容易触摸到 C_6 横突。然后将乳突与 C_6 横突画线连接起来。画好线后，乳突尾侧 2 cm 标记为 C_2；乳突尾侧 4 cm 标记为 C_3；乳突尾侧 6 cm 标记为 C_4。

四、操作技术

1.颈浅丛

消毒后，沿胸锁乳突肌后缘中点进针，突破皮下及浅筋膜，在胸锁乳突肌后缘皮下分别向垂直方向、头侧及尾侧呈扇形各注射局麻药 5 mL。

2.颈深丛

消毒后，沿已确认的各横突间的连线进行皮下浸润。在定位手指间垂直皮肤进针直至触及横突。此时，退针 1~2 mm 并固定好穿刺针，回抽无血后注射 4~5 mL 局麻药。拔针后，按顺序在不同节段水平重复以上步骤。注意，颈深丛阻滞深度绝对不可超过 2.5 cm，以免损伤颈髓、颈动脉或椎动脉。

超声引导的颈丛阻滞体位同上，高频线阵探头放置在颈部环状软骨水平，显示胸锁乳突肌肉后侧缘，位于肌间沟表明的低回声结节即为颈浅丛神经。由于此处神经较为表浅，探头摆放位置横向纵向均可，注射局麻药观察神经被充分浸润包绕即可。

第四节　上肢神经阻滞

一、臂丛阻滞技术

（一）解剖

1.臂丛神经组成

臂神经丛由颈 5~8 及胸 1 脊神经前支组成，有时亦接受颈 4 及胸 2 脊神经前支发出的小分支，主要支配整个手、臂运动和绝大部分手、臂感觉。组成臂丛的脊神经穿出椎间孔后，在锁骨上部，前、中斜角肌的肌间沟分为上、中、下干。上干由颈 5~6 前支，中干由颈 7 前支，下干由颈 8 和胸 1、2 脊神经前支构成。三支神经干从前中斜角肌间隙下缘穿出，伴锁骨下动脉向前、向外、向下方延伸，至锁骨后第 1 肋骨中外缘，每个神经干分为前、后两股，通过第一肋和锁骨中点，经腋窝顶进入腋窝。在腋窝各股神经重新组合成束，三个后股在腋动脉后方合成后束，延续为腋神经及桡神经；上干和中干的前股在腋动脉的外侧合成外侧束，延续为肌皮神经和正中神经外侧根；下干的前股延伸为内侧束，延续为尺神经、前臂内侧皮神经、臂内侧皮神经和正中神经内侧根。

2.臂丛神经与周围组织的关系

臂丛神经按其所在的位置分为锁骨上、下两部分。

（1）锁骨上部：主要包括臂丛的根和干。

1）臂丛各神经根分别从相应椎间孔穿出走向外侧，其中颈 5~7 前支沿相应横突的脊神经沟走行，通过椎动脉的后方。然后，臂丛各根在锁骨下动脉第二段上方通过前、中斜角肌间隙，在穿出间隙前后组成三干。

2）臂丛三干在颈外侧的下部，与锁骨下动脉一起从上方越过第 1 肋的上面，其中上、中干行走于锁骨下动脉的上方，下干行于动脉的后方。臂丛三干经过前中斜角肌间隙和锁骨下血管一起被椎前筋膜包绕，故称为锁骨下血管周围鞘，而鞘与血管之间则称为锁骨下血管旁间隙。臂丛干在颈外侧区走行时，表面仅被皮肤、颈阔肌和深筋膜覆盖，有肩胛舌骨肌下腹、颈外静脉、颈横动脉和肩胛上神经等经过，此处臂丛比较表浅，瘦弱者可在体表触及。臂丛三干至第 1 肋外侧缘时分为六股，经锁骨后进入腋窝，移行为锁骨下部。

（2）臂丛锁骨下部：臂丛三束随腋动脉行于腋窝，在腋窝上部，外侧束与后束位于腋动脉第一段的外侧，内侧束在动脉后方。到胸小肌深面时，外侧束、内侧束与后束分别位于第二段的外、内侧面和后面。三束及腋动脉位于腋鞘中，腋鞘与锁骨下血管周围鞘连续，腋鞘内的血管旁间隙与锁骨下血管旁间隙相连通。

（3）臂丛鞘：解剖上臂丛神经及颈丛神经从颈椎至腋窝远端一直被椎前筋膜及其延续的筋膜所围绕，臂丛神经实际上处于此连续相通的筋膜间隙中，故从腋鞘注入药液，只要量足够便可一直扩散至颈神经丛。

（二）臂丛阻滞的适应证、禁忌证和并发症

（1）臂神经丛阻滞方法：常用的臂神经丛阻滞方法有肌间沟阻滞法、腋路阻滞法、锁骨上阻滞法和锁骨下血管旁阻滞法。

（2）适应证：臂神经丛阻滞适用于上肢及肩关节手术或上肢关节复位术。

（3）药物：1%~1.5%利多卡因加用 1∶200000 肾上腺素可提供 3~4 小时麻醉，若手术时间长，罗哌卡因（0.3%~0.5%）或丁哌卡因（0.25%~0.5%）可提供 8~12 小时麻醉。

臂丛阻滞药物不必用太高浓度，而较大容量（40~50 mL）便于药物鞘内扩散，1%利多卡因 50 mL 或 0.5%丁哌卡因 40mL 是成年人可用最大量。

（4）臂丛神经阻滞常见并发症。

1）气胸：多发生在锁骨上或锁骨下血管旁阻滞法，由于穿刺方向不正确且刺入过深，或者穿刺过程中病人咳嗽，使肺过度膨胀，胸膜及肺尖均被刺破，使肺内气体漏到胸膜腔，此类气胸发展缓慢，有时数小时之后病人才出现症状。当有气胸时，除双肺呼吸音及叩诊检查外，做 X 线胸部透视或摄片以明确诊断。依气胸严重程度及发展情况不同，可行胸腔抽气或胸腔闭式引流。

2）出血及血肿：各径路穿刺时均有可能分别刺破颈内、外静脉、锁骨下动脉、腋动脉或腋静脉引起出血。如穿刺时回抽有血液，应拔出穿刺针，局部压迫止血，避免继续出血或血肿形成。然后再改变方向重新穿刺。锁骨上或肌间沟径路若引起血肿，还可引起颈部压迫症状。

3）局麻药毒性反应：多因局麻药用量过大或误入血管所致。

4）膈神经麻痹：发生于肌间沟法和锁骨上法，可出现胸闷、气短、通气量减少，必要时吸氧或辅助呼吸。

5）声音嘶哑：因喉返神经阻滞所致，可发生于肌间沟法及锁骨上法阻滞，注药时压力不要过大，药量不宜过多，则可避免。

6）高位硬膜外阻滞或全脊麻：肌间沟法进针过深，穿刺针从椎间孔进入硬膜外间隙或蛛网膜下隙，使局麻药注入硬膜外或蛛网膜下隙。故穿刺针方向应指向颈椎横突而不是椎体方向。注药时应回抽有无脑脊液。应按硬膜外腔阻滞麻醉中发生全脊髓麻醉意外处理。

7）霍纳综合征：多见于肌间沟法阻滞，为星状神经节阻滞所致，不须处理即可自行恢复。

（三）各种臂丛阻滞技术的操作

1.肌间沟阻滞法

肌间沟阻滞法是最常用臂丛阻滞方法之一。优点，操作较易于掌握，定位也较容易，出现并发症的机会较少，对肥胖或不合作的小儿较为适用，小容量局麻药即可阻滞上臂肩部及桡侧。缺点，肌间沟阻滞法对肩部、上臂及桡侧阻滞效果较好，而对前臂和尺侧阻滞效果稍差，阻滞起效时间也延迟，有时须增加药液容量才被阻滞。

（1）体位和定位：去枕仰卧位，头偏向对侧，手臂贴体旁，手尽量下垂，显露患者侧颈部。嘱患者抬头，先在环状软骨（颈6）水平找到胸锁乳突肌后缘，由此向外可触摸到一条小肌腹即为前斜角肌，再往外侧滑动即可触到一凹陷处，其外侧为中斜角肌，此凹陷为肌间沟。臂神经丛即由此沟下半部经过，前斜角肌位于臂丛的前内方，中斜角肌位于臂丛的后外方。斜角肌间隙上窄下宽，沿该间隙向下方逐渐触摸，于锁骨上约 1 cm 可触及一细柔横向走行的肌肉，即肩胛舌骨肌，该肌与前、中斜角肌共同构成一个三角形，该三角形靠近底边（肩胛舌骨肌）处即为穿刺点。在该点用力向脊柱方向重压，病人可诉手臂麻木、酸胀或有异感，若病人肥胖或肌肉欠发达，肩胛舌骨肌触不清，即以锁骨上 2 cm 处的肌间沟为穿刺点。

（2）操作方法：颈部皮肤常规消毒，右手持一长 22G 穿刺针（或 7 号头皮针）垂直刺入皮肤，略向对侧足跟推进，直到出现异感或手指（手臂）肌肉抽动，如此方向穿刺无异感，以此穿刺针为轴扇形寻找异感，出现异感为此方法可靠的标志，可反复试探 2~3 次，以找到异感为好。若反复多次穿刺无法寻找到异感，可触到横突（颈6）为止。穿刺成功后，回抽无血液及脑脊液，成人一次注入局麻药液 20~25 mL。注药时可用手指压迫穿刺点上部肌间沟，迫使药液向下扩散，则尺神经阻滞可较完善。

（3）并发症及其防治：主要并发症有误入蛛网膜下隙引起全脊麻；高位硬膜外阻滞；

局麻药毒性反应；损伤椎动脉；星状神经节、喉返神经和膈神经阻滞。为了预防全脊麻或血管内注药而引起全身毒性反应，注药前应回吸，或每注入 5 mL 局麻药回吸一次。

2.腋路臂丛神经阻滞法

腋路沟阻滞法也是最常用臂丛阻滞方法之一。优点：①臂丛神经分支均在血管神经鞘内，位置表浅，动脉搏动明显，故易于阻滞；②没有气胸、膈神经、迷走神经或喉返神经阻滞的危险；③无误入硬膜外间隙或蛛网膜下隙的危险。禁忌证：①上肢外展困难或腋窝部位有感染、肿瘤或骨折无法移位病人不能应用此方法；②上臂阻滞效果较差，不适用于肩关节手术及肱骨骨折复位等。

（1）体位与定位：病人仰卧，头偏向对侧，患肢外展 90°~180°，屈肘 90°，前臂外旋，手背贴床或将患肢手掌枕于头下。在腋窝顶部摸到腋动脉搏动最高点在其上方为穿刺点。

（2）操作方法：皮肤常规消毒，用左手固定腋动脉，右手持 22G 针头（7 号头皮针），沿腋动脉上方斜向腋窝方向刺入，穿刺针与动脉呈 20°夹角，缓慢推进，在有穿过筋膜感时或病人出现异感后，手放开穿刺针，则可见针头固定且随动脉搏动而搏动，表明针头已刺入腋部血管神经鞘，也可借助神经刺激器证实针头确实在血管神经鞘内，但不必强调异感。连接注射器回抽无血后，即可注入 30~40 mL 局麻药。

腋路臂丛神经阻滞成功的标志：①针头固定且随动脉搏动而摆动；②回抽无血；③注药后呈梭形扩散；④病人自述上肢发麻；⑤上肢尤其前臂不能抬起；⑥皮肤表面血管扩张。

（3）并发症及预防：腋路臂丛神经阻滞局麻药毒性反应发生率较高，可能是局麻药量大或误入血管引起，故注药时要反复回抽，确保针不在血管内。

3.锁骨上阻滞法

（1）体位与定位

病人平卧，患侧肩垫一薄枕，头转向对侧，患侧上肢靠胸。其体表标志为锁骨中点上方 1~1.5 cm 处为穿刺点。

（2）操作方法

皮肤常规消毒，用22G穿刺针经穿刺点刺入皮肤，针尖向内、向后、向下推进，进针1~2 cm可触及第一肋骨表面，在肋骨表面上寻找异感或用神经刺激器方法寻找臂丛神经，当出现异感后固定针头，回抽无血液、无气体，一次性注入局麻药20~30 mL。

（3）并发症及其预防

主要并发症有局部血肿、气胸、膈神经及喉返神经阻滞。膈神经阻滞后是否出现窒息或呼吸困难等症状，取决于所用药物浓度，膈神经阻滞深度以及单侧（一般无症状）或双侧等因素。为避免发生双侧膈神经阻滞而引起明显的呼吸困难，不宜同时进行双侧臂丛阻滞。如临床需要，可在一侧臂丛阻滞后30分钟并未出现膈神经阻滞时，再行另一侧阻滞。双侧臂丛神经阻滞时应加强呼吸监测，及时发现和处理呼吸并发症。

4.锁骨下血管旁阻滞法

（1）体位与定位

体位同肌间沟法，术者手指沿前中斜角肌间沟向下，直至触及锁骨下动脉搏动，紧靠其外侧做一标志。

（2）操作方法

皮肤常规消毒，左手手指放在锁骨下动脉搏动处，右手持2~4 cm的22G穿刺针，从锁骨下动脉搏动处外侧朝下肢方向直刺，方向不向内也不向后，沿中斜角肌的内侧缘推进，刺破臂丛鞘时有突破感。通过神经刺激器或异感的方法确定为臂丛神经后，注入局麻药20~30 mL。

（3）优点

①较小剂量可得到较高水平的臂丛神经阻滞效果；②上肢及肩部疾病者，穿刺过程中不必移动上肢；③局麻药误入血管的可能性小；④不致发生误入硬膜外间隙或蛛网膜下隙的意外。

（4）缺点

①有发生气胸的可能；②不能同时进行双侧阻滞；③穿刺若无异感失败率为50%。

5.喙突下臂丛阻滞法

臂丛神经出第一肋后，从喙突内侧走向外下，成年人臂丛距喙突最近处约 2.25 cm，儿童约 1.19 cm，于喙突内下方通过胸小肌深面时，迂回绕腋动脉行于腋鞘，位置较集中，走行方向与三角肌、胸大肌间沟基本一致。

（1）定位：测量喙突至胸外侧最近距离（通常为第二肋外侧缘），并做一连线为喙胸线。喙胸距离（mm）×0.3+8 所得数值即为喙突下进针点。

（2）操作：由上述穿刺点垂直刺入，刺破胸大、小肌可有二次突破感，当针尖刺入胸小肌与肩胛下肌，病人可感有异感向肘部传导。小儿则以突破感及针头随动脉搏动为指征。

（3）优缺点：避免损伤肺及胸膜，但穿刺角度过于偏内或肺气肿患者亦有可能发生气胸；可用于上臂、肘及肘以下手术。由于穿刺部位较深，有误入血管可能。

上述五种臂丛入路阻滞效果因各部位解剖不同而异，而上肢各部位神经支配亦各异，因此应根据手术部位神经支配选择最恰当阻滞入路。

（四）上肢手术臂丛入路的选择

（1）臂部手术：肩部神经支配为 C_3 至 C_6 神经根，来自颈神经丛 C_3、C_4 发出分支支配肩项皮肤；其余皮肤和深层组织受 C_5、C_6 支配，故肩部手术应阻滞 C_3 至 C_6，包括颈神经丛和臂神经丛，故又称颈臂丛阻滞，可进行植皮、裂伤缝合等浅表手术。由于颈丛和臂丛相互连续阻滞，局麻药可以在第 6 颈椎平面向上向下扩散，故颈入路和肌间沟入路为肩部手术首选。由于 C_3、C_4 在锁骨上和锁骨下入路之外，若选用此二人路或行锁骨上肩区深部手术（含肩关节手术），须阻滞 T_1、T_2 神经，故常须在腋后线加第 2 肋间神经阻滞。

（2）上臂及肘部手术：该部手术须阻滞 $C_5 \sim C_8$ 和 T_1 神经，故最佳入路为锁骨上或锁骨下入路。肌间沟入路常不能阻滞到 C_8 和 T_1，腋入路常不能阻滞肌皮神经和肋间臂神经，均为失当选择。

（3）前臂手术：前臂手术须阻滞 $C_5 \sim C_8$ 和 T_1 神经根形成臂丛所有分支，以锁骨下入路为最佳选择，因为局麻药可在神经束平面阻滞所有的神经，也易于阻滞腋部的肋间臂神位，有助于缓解上肢手术不可少的止血带所引起的痛苦，而其他入路不能达到此效果。

（4）腕及手部手术：臂丛阻滞对腕部手术有一定困难，因为支配该区域的神经非常丰富，而且相互交叉支配，腋入路最常失效为拇指基底部阻滞效果不良，此处有来自前外侧的正中神经、后外侧的桡神经及上外侧的肌皮神经支配，故锁骨上入路和肌间沟入路为拇指基底部手术首选。而腕尺侧、正中神经或手指手术，腋入路常可阻滞完善。

二、肘、腕部神经阻滞

腕部神经阻滞指在腕部对尺神经、正中神经和桡神经终末分支的阻滞。这是一项操作简单，几乎没有并发症，对手部和手指的手术非常有效的阻滞技术。该技术相对简单，并发症风险低且阻滞成功率高，是麻醉医师的必备技术。

（一）解剖和阻滞范围

手部主要由正中神经、桡神经和尺神经支配。正中神经从腕管穿过并最终发出终末分支和返支，手指的分支支配外侧三个半手指和手掌对应的区域，运动支支配两个蚓状肌和三个鱼际肌。桡神经位于前臂桡侧的前部，在腕部上方 7 cm 处桡神经和桡动脉分离并穿出深筋膜，分为内侧支和外侧支支配拇指背部和手的背部感觉。尺神经发出感觉支，支配小指、无名指内侧一半皮肤以及手掌的相应区域。相应的手掌背侧区域的皮肤也受尺神经感觉支支配。运动支支配三个小鱼际肌、内侧两个蚓状肌、掌短肌、所有的骨间肌和拇收肌。

（二）适应证

适用于腕管、手部和手指的手术。

（三）标志和患者体位

患者仰卧位，将手臂固定，略微伸腕。

（四）操作技术

1.尺神经阻滞

（1）肘部尺神经阻滞：在肱骨内上髁和尺骨鹰嘴间定位尺神经沟，注入局麻 5~10 mL，再在尺神经沟近端扇形注入 3~5 mL。

（2）腕部尺神经阻滞：在附着于尺骨茎突处的尺侧腕屈肌肌腱下方进针，进针 5~10 mm

以恰好穿过尺侧腕屈肌肌腱，回抽无血后，注入 3~5 mL 局麻药。在尺侧腕屈肌肌腱上方皮下注入 2~3 mL 局麻药。阻滞延续到小鱼际肌区域的尺神经皮支。

2.正中神经阻滞

（1）肘部：正中神经恰在肱动脉的内侧。在肘部皱褶上 1~2cm 处摸到动脉搏动后，在其内侧扇形注入局麻药 5 mL。

（2）腕部：正中神经阻滞在掌长肌肌腱和桡侧腕屈肌肌腱之间进针，进针至深筋膜，并注入 3~5 mL 局麻药。也可触及骨质后退针 2~3 mm 并注入局麻药。

3.桡神经阻滞

（1）肘部：桡神经在二头肌腱的外侧，肱桡肌的内侧，肱骨外上髁水平。在二头肌腱外 1~2 cm 处进针，直至触到外上髁，注入局麻药 3~5 mL。

（2）腕部：桡神经在浅筋膜处成为终末分支。在腕上方，从桡动脉前至桡侧腕伸肌后，皮下注入局麻药 5~10 mL 桡神经的解剖位置有众多细小的分支，需要更为广泛的浸润麻醉。应在桡骨近端的内侧皮下注入 5 mL 的局麻药，在另用 5 mL 局麻药进行进一步浸润。

超声引导的腕部神经阻滞体位同上，三处神经可同步完成。在腕横纹向心端 5 cm 处，高频线阵探头显示神经短轴切面图像，神经显示不清楚时可向上追溯。进针点同传统阻滞，平面内进针或平面外进针均可。桡神经在腕部已成为终末支，超声引导的目的为穿刺过程中避开腕部血管，减少并发症。

第五节　下肢神经阻滞

一、腰丛神经阻滞

腰神经根邻近硬膜外腔，可能带来局麻药在硬膜外腔扩散的风险。鉴于以上原因，在选择局麻药的种类、容量和浓度时应当注意，尤其对于老年、虚弱、肥胖患者更应谨慎。当联合坐骨神经阻滞时，可使整个下肢获得阻滞效果。

（一）解剖和阻滞范围

腰丛由第 12 胸神经前支的一部分，第 1 至第 3 腰神经前支和第 4 腰神经前支的一部分组成。这些神经根从椎间孔发出，分为前支和后支。后支支配下背部皮肤和椎旁肌肉，前支在腰大肌内形成腰丛，并从腰大肌发出，进入骨盆形成各个分支。

腰丛的主要分支有髂腹下神经（L_1）、髂腹股沟神经（L_1）、生殖股神经（L_1/L_2）、股外侧皮神经（L_2/L_3）、股神经和闭孔神经（$L_{2、3、4}$）。虽然 T_{12} 神经不是腰神经根，但约有 50%的可能性，其参与了髂腹下神经的组成。

（二）适应证

适用于髋、大腿前部和膝盖的手术。

（三）标志和患者体位

主要体表标志为髂嵴与棘突，穿刺标记点位于上述连线上，以棘突为起点的 4~5 cm 处。患者侧卧位，稍前倾，阻滞侧足应置于非阻滞侧腿上，体位与椎管内麻醉类似。

（四）操作技术

神经刺激器定位时患者侧卧，髋关节屈曲，手术侧向上。髂嵴连线距中线 4~5 cm 处为进针点。刺针垂直皮肤进针，如触到 L_4 横突，针尖再偏向头侧，一般深度 6~8 cm，用神经刺激器引发股四头肌颤搐和髌骨上下滑动，即可确认腰丛神经，注药 30~40 mL。免高阻力时注射，并且经常回抽，排除意外的血管内注射。

超声引导的腰丛阻滞体位同椎管内麻醉，在背正中线腰 4 水平做轴位扫描并找到棘突。向外侧移动 4~5 cm，在脊柱旁找到关节突及横突，必要时行矢状面扫面，判断横突间隙及腰大肌位置。视操作者习惯，该处神经阻滞的超声引导轴位切面及矢状面均可。无论是平面内或平面外进针，由于此处阻滞较深，通常穿刺针的显示较差，也可配合神经刺激仪完成阻滞。

二、坐骨神经阻滞

（一）解剖和阻滞范围

L_4~S_4 神经根腹支在骶骨前表面的外侧汇合形成骶丛，下行至梨状肌前方，移行为人体最为粗大的神经-坐骨神经。因此，坐骨神经的主要组成为 L_4~S_3 神经根，在坐骨大孔穿出骨盆后沿股后侧、腿后肌群的深面下行，在腘横纹上方约 5 cm 水平分离为胫神经和腓总神经两个部分。坐骨神经的阻滞范围包括部分髋关节、大腿后侧全部皮肤、股二头肌、膝关节以及膝关节下小腿的外侧皮肤。

（二）适应证

骨神经阻滞主要用于单侧下肢手术，根据手术部位需要联合腰丛、股神经、隐神经等，以便于阻滞范围覆盖手术区域。如联合腰丛阻滞可完成膝关节置换等膝部手术，联合股神经可完成小腿手术，联合隐神经可完成踝关节、跟腱及足部手术。单独坐骨神经阻滞并不能有效麻醉大腿前内侧皮肤，对需要大腿捆扎止血带的患者即便行小腿甚至足部手术，仍需考虑联合腰丛阻滞。单独的坐骨神经阻滞并留置导管可作为术后神经阻滞镇痛。

（三）标志和患者体位

1.臀肌后路

主要体表标志为股骨大转子及髂后上棘。患者侧卧位，与椎管内麻醉体位不同，健侧腿自然伸展，患侧腿膝关节稍弯曲，以便于充分暴露操作区域皮肤。体表标记股骨大转子及髂后上棘，两者做一连线，连线中点位置垂直向尾骨方向 5 cm 处做一标记，该标记点即为坐骨神经穿出坐骨大孔处的体表标志。

2.前路

对于体位摆放困难的患者，可选择前路坐骨神经阻滞，其主要体表标志为腹股沟韧带（髂后上棘与耻骨外侧缘连线）及股动脉搏动点。患者平卧，患侧髋关节稍外展以便暴露操作区域皮肤。体表标记腹股沟韧带轮廓，在腹股沟韧带上标记股动脉搏动点。垂直腹股沟韧带，经股动脉搏动点，在外侧 5 cm 处做一标记，即为前路坐骨神经穿刺的体表标志。

（四）操作技术

1.臀肌后路

消毒后，进针标志点处局麻。穿刺针垂直皮肤进针，打开神经刺激仪，电流强度为 1.0 mA。在进针过程中，常首先出现臀肌收缩，此时继续进针，当出现足部或小腿后侧肌群抽动收缩，减小神经刺激仪电流。当电流减少至 0.3~0.4 mA 时仍有满意的肌群活动，即注入局麻药 20 mL。

如有超声引导，可选用经臀肌入路法或臀下入路法完成阻滞，根据患者体型选择凸阵或线阵探头。体位摆放同前，消毒后于体表定位点处垂直于神经走行获得短轴切面图。在该区域中坐骨神经通常位于大转子和坐骨结节之间的筋膜，呈现为强回声的椭圆形结构。通常由探头外侧进针，使用平面内法观察进针深度及方向，当针尖达到坐骨神经时，即注入局麻药 20 mL，注射过程中可观察药物扩散情况便于及时调整注射方向和角度。

2.前路

消毒后，进针标志点处局麻。长度为 15 cm 穿刺针垂直皮肤进针，打开神经刺激仪，电流强度为 1.0 mA。在进针过程出现足部或小腿后侧肌群抽动收缩，减小神经刺激仪电流。当电流减少至 0.3~0.4 mA 时仍有满意的肌群活动，注入局麻药 20 mL。由于前路阻滞较臀肌后路经皮肤到达神经的距离远，且进针角度始终垂直于躯体，所以该法并不适用于术后置管镇痛。在穿刺过程中如触及骨质，多提示针尖触及股骨，此时须退出穿刺针至皮下，稍内旋患肢或穿刺点向内侧移动 1~2 cm 后再行穿刺。

超声引导的前路坐骨神经阻滞是一种较为复杂的技术，但相较与前路神经刺激仪引导，超声引导可有效降低股动脉及股神经损伤的风险。体位摆放同前，消毒后于体表定位点处，垂直于放置探头以获得短轴切面图。在该区域探头上下、左右移动找到该入路的定位标志股骨小转子。在其内下方，坐骨神经呈现为强回声的扁平结构。观察进针深度及方向，当针尖达到坐骨神经时，注入局麻药 20 mL，注射过程中可观察药物扩散情况便于及时调整注射方向和角度。该法较后路法穿刺针所经过的路径更长，结构更复杂，超声引导过程中如难以观察针尖位置，可配合神经刺激仪完成操作。

三、股神经阻滞

（一）解剖和阻滞范围

股神经源于腰丛，是其最为粗大的分支。因此，股神经来源于 L_2~L_4 神经。其在腰大肌与髂肌之间走行，穿过腰大肌外侧缘向下，在腹股沟韧带下部走行至大腿前面。在股三角，股神经、股动脉及股静脉由外向内依次排列，可用"海军"一词记忆（navy：N、A、V）。

股神经肌支支配髂肌、耻骨肌；皮支支配大腿前部、内侧、小腿内侧、足部的皮肤；关节支支配髋关节和膝关节。

（二）适应证

单独的股神经阻滞主要用于大腿前侧、膝部手术，若联合坐骨神经阻滞则几乎可以完成膝关节以下的所有手术。某学者提出，在股神经阻滞时加大药物容量，可同时阻滞股神经、闭孔神经及股外侧皮神经，以达到低位腰丛阻滞的效果。但有研究表明，"三合一"阻滞法对闭孔神经基本无效，在需要止血带的手术，应追加闭孔神经阻滞。股神经处留置导管，也是膝关节置换等手术术后镇痛最为常用的方法。

（三）标志和患者体位

主要体表标志为腹股沟韧带和股动脉搏动点。患者侧卧位，下肢自然伸直。如股三角区域暴露不良可垫高臀部，以便于充分暴露操作区域。体表标记腹股沟韧带轮廓，在腹股沟韧带上标记股动脉搏动点。在该波动点外侧 1~2 cm 处做一标记，即为股神经穿刺的体表标志。

（四）操作技术

消毒后，进针标志点处局麻。穿刺针垂直皮肤进针，打开神经刺激仪，电流强度为 1.0 mA。在进针过程中，常首先出现缝匠肌收缩，此时继续进针，当出现股四头肌肌群抽动收缩并伴有髌骨上提运动时，减小神经刺激仪电流。当电流减少至 0.3~0.4 mA 时仍有满意的肌群活动，注入局麻药 20 mL。操作过程中，可用手按住股动脉搏动点，确认针尖在其外侧探寻神经，以避免血管损伤。

超声引导的股神经阻滞体位同上，消毒后在腹股沟区横置探头以获取股神经短轴切面图。由于股神经相对表浅，通常情况下高频线阵探头可获得清晰图像。在图像中显示出股动脉，在股动脉外侧、髂筋膜内侧、髂腰肌上方显示椭圆形结构即为股神经。超声引导股神经阻滞较其他下肢神经阻滞更容易掌握，由于该部位神经相对浅表，且周围有大血管可提供准确的定位信息，因此超声引导可根据操作者习惯选用平面内或平面外技术。

四、闭孔神经阻滞

（一）解剖和阻滞范围

闭孔神经源于 L_3~L_4 神经，自腰丛发出后走行于腰大肌内侧缘至骨盆，由闭孔穿出。多数人闭孔神经在穿出骨盆前分为前、后支。前支下行于短收肌、长收肌和耻骨肌之间，发出的肌支支配内收肌、皮支支配大腿内侧皮肤。后支下行于短收肌和大收肌之间，发出的肌支支配闭孔外肌、大收肌、短收肌，关节支支配膝关节及髋关节。

（二）适应证

闭孔神经阻滞用于下肢联合阻滞，以补充大腿内侧皮肤的感觉阻滞。单独的闭孔神经阻滞，主要运用于膀胱电切手术中。电凝刀在膀胱侧壁操作时刺激闭孔神经，引起内收肌收缩患者大腿内收，进而导致膀胱损伤。这类在手术操作前完成手术侧的闭孔神经阻滞可有效降低大腿内收的机率和幅度，降低膀胱损伤的发生率。

（三）标志和患者体位

主要体表标志为耻骨结节。患者仰卧位，下肢稍外旋。标志点位于耻骨结节下、外 2 cm处。如行膀胱手术，可先完成椎管内麻醉并摆放手术体位，在完成手术消毒后再行闭孔神经阻滞。

（四）操作技术

消毒后，进针标志点处局麻。穿刺针垂直皮肤进针，打开神经刺激仪，电流强度为1.0 mA。在进针过程中，常首先出现内收肌群收缩，减小神经刺激仪电流。当电流减少至0.3~0.4 mA 时仍有满意的肌群活动，推荐一侧注入局麻药 10 mL。

超声引导的闭孔神经阻滞体位同上，消毒后在腹股沟区股静脉内侧横置探头以获取短轴切面图。大多数情况下，超声引导的闭孔神经阻滞仅需分辨出包绕神经的筋膜，前支在长收肌与短收肌之间，后支在短收肌与大收肌之间。采用平面内进针技术，在前支所在筋膜注入局麻药 5 mL，稍退穿刺针调整方向后到达后支所在筋膜注入局麻药 5 mL。值得注意的时，由于该法属于筋膜内注射，并未直接定位神经，所以在药物注射过程中，应在直视下观察筋膜扩开效果，及时微调针尖位置以确保筋膜的充分扩张。

五、腘窝坐骨神经阻滞

（一）解剖和阻滞范围

腘窝坐骨神经位于腘窝内，腘窝下界为腘窝皱褶，外界为股二头肌长头，内侧为重叠的半膜肌腱和半腱肌腱。腘窝顶部，坐骨神经在股二头肌肌腱和半膜/半腱肌腱之间的深面，腘动、静脉外侧，沿着神经向远端分出胫神经和腓总神经。

（二）适应证

同时行隐神经阻滞，用于小腿手术足和踝关节手术。

（三）标志和患者体位

患者俯卧位，膝关节屈曲 30°，显露腘窝边界，其下界为腘窝皱褶，外界为股二头肌长头，内侧为重叠的半膜肌腱和半腱肌腱。作一垂直直线将腘窝分为两个等边三角形，穿刺针从此线的外 1 cm 和膝关节皱褶上 7 cm 交点处进针。

（四）操作技术

1.神经刺激器定位

后如出现足内收和内旋则阻滞效果更完善，注入局麻药 30~40 mL。

2.超声引导法

患者患肢在上侧卧位或俯卧位，将高频线阵探头置于腘窝行短轴切面扫描，通常在腘窝顶部，在股二头肌肌腱和半膜/半腱肌腱之间的深面可以找到坐骨神经，沿着神经向远端找到其分出胫神经和腓总神经的分叉处固定探头，采用平面内或平面外方式将局麻药 20 mL 注入坐骨神经或分叉处周围。

3.隐神经

是股神经最长的一支纯感觉终末支。在大腿中下 1/3 交界处，进入内收肌管，相伴而行的有膝降动脉。长内收肌、大内收肌、股内侧肌和前内侧肌间隔共同参与了内收肌管的形成。将高频线阵探头水平放置于大腿远端 1/3 内收管水平，可见内侧的内收肌筋膜，内含隐神经和伴行血管。采用平面内技术从外向内进针，在筋膜内注入 6~8 mL 局麻药物。

六、踝关节阻滞

（一）解剖和阻滞范围

支配足的五条神经均可在踝关节阻滞。

（二）适应证

可用于足部手术如足距骨截趾术。

（三）标志和患者体位

用枕头将足抬高以便踝部两侧操作。在踝部的上界，腓深神经位于胫前肌腱长伸肌腱之间，足背屈和第一跖趾外伸时很易触到。

（四）操作操术

穿刺针在胫前动脉外侧及上述两肌腱之间进针，直至触到胫骨，边退针边注入局麻药 5~10 mL。然后从内踝到外踝在胫前皮下注入局麻药 10 mL，如此可阻滞外侧的腓浅神经和内侧的隐神经。从内踝的后方进针，指向胫后动脉的下界，足底可有异感。针尖触到骨质后退针 1 cm，扇形注入局麻药 5~10 mL，可阻滞胫后神经。从跟腱和外踝间中点进针，针尖指向外踝的后表面，触到骨质后稍返针并注药 5 mL，可阻滞腓肠神经。

第六节　腹部神经阻滞

一、解剖和阻滞范围

腹部的皮肤、肌肉由 T_7~L_1 神经支配。这些躯干神经走行于腹内斜肌与腹横肌的"腹横平面"内。而在髂前上棘水平，该肌间平面走行髂腹下和髂腹股沟神经。

在腹横平面内注射局麻药，可以阻滞单侧腹部皮肤、肌肉和壁层腹膜。而局麻药输注入髂腹下和髂腹股沟神经水平，可阻滞下腹部、腹股沟、大腿上部内侧、会阴区前部。

二、适应证

超声引导技术的应用开展，使得无运动神经纤维的体表神经阻滞得到了快速的发展，在超声直视下可准确定位神经，即便无法直视神经，从图像上也可观察药物扩散以判断注射点是否需要调整。因此，超声引导下的腹横平面、髂腹下和髂腹股沟神经阻滞目前已成为临床常用的区域神经阻滞技术。

腹横平面阻滞可用于剖腹手术、阑尾手术、腹腔镜手术、腹壁手术等，但该方法的腹部阻滞范围尚未得到一致结论。尽管有个案报道显示，单独的腹横平面阻滞用于腹部手术，如髂腹下和髂腹股沟神经阻滞可用于腹股沟疝修补的开放手术。但临床中并不是每次阻滞都能得到完全的效果，且腹部手术对内脏牵扯造成的不适，也影响了该法的广泛应用。因此，腹横平面内阻滞目前常用于前腹部手术后的术后镇痛。

三、标志和患者体位

（一）腹横平面阻滞

主要体表标志为肋下缘和髂棘腋前线区域。患者仰卧位，暴露出操作区域皮肤。

（二）髂腹下和髂腹股沟神经阻滞

主要体表标志是髂前上棘。患者仰卧位，暴露出操作区域皮肤。

四、操作技术

（一）腹横平面阻滞

标记肋下缘和髂棘，消毒后使用高频线阵探头于腋前线水平显示腹外斜肌、腹内斜肌及腹横肌短轴切面图像。辨认三层肌肉结构，采用平面内进针技术，将局麻药注入腹内斜肌与腹横肌之间的腹横平面。结构辨识不清时，可注射 0.5 mL 局麻药观察针尖位置及筋膜扩张。可按需要在脐水平上下做多点注射以扩大阻滞范围，每侧输注局麻药 20 mL。

（二）髂腹下和髂腹股沟神经阻滞

标记髂前上棘，消毒后使用高频线阵探头于髂前上棘内侧显示腹外斜肌、腹内斜肌及腹横肌短轴切面图像。辨认三层肌肉结构，此处常常可观察到并行排列的多个扁平椭圆形低回声区域，即为髂腹下和髂腹股沟神经阻滞。采用平面内进针技术，将局麻药注入神经周围筋膜各 10 mL，并观察药物扩散，注射中及时调整针尖位置以确保充分浸润神经。

第七节　胸间神经阻滞

一、解剖和阻滞范围

胸椎的两侧有一胸神经穿出走行的间隙，其内侧缘是椎体、椎间盘和椎间孔，外侧缘是壁层胸膜，后侧是肋横突。胸神经根由椎间孔穿出后，在椎旁间隙分为背侧支和腹侧支，背侧支支配椎旁，而腹侧支沿肋骨延伸形成肋间神经。在胸椎旁间隙注射局麻药，向外可覆盖同水平胸神经根甚至肋间神经，完成该神经支配的单侧肌肉和皮肤。椎旁注射若药物向内扩散，可导致药物向上下相邻间隙扩散甚至进入硬膜外腔。

尽管大容量的局麻药行肋间神经阻滞，药物仍可能扩散至椎旁间隙，具有向上下间隙扩散的可能，但这种情况并不多见。因此，在该点注射时常形成单侧的肋间平面阻滞。

二、适应证

胸椎旁及肋间神经阻滞主要用于肋骨、胸骨骨折的疼痛治疗；肋间神经痛、肋软骨炎胸膜炎、水痘-带状疱疹及其后遗神经痛的治疗；胸腹部手术的术后镇痛。

三、标志和患者体位

（一）胸椎旁神经阻滞

主要体表标志棘突。患者侧卧位或坐位，体位摆放与椎管内麻醉体位类似。首先需要从颈 7 棘突开始，标记出患者棘突上缘直至所需阻滞的最低水平。在正中线旁 2~3 cm，平行于棘突标记做出相应标记点，即为椎旁阻滞进针点。

（二）肋间阻滞

主要体表标志是肋骨。患者侧卧位、坐位或俯卧位，体位摆放与椎管内麻醉体位类似，但俯卧位时要求患者双手自然下垂，以便充分暴露脊柱区域的皮肤。首先以第 7 肋或第 12 肋为标志，分别描记出肋骨下缘轮廓。在正中线旁 6~8 cm，与肋骨相交处做出相应标记点，即为肋间神经阻滞进针点。

四、操作技术

（一）胸椎旁神经阻滞

消毒后，进针标志点处局麻。穿刺针垂直皮肤进针，当进针 5 cm 左右时通常可触及骨质，即为横突并记录皮肤至横突的深度。稍退穿刺针，向上或向下调整针尖进针方向，使得穿刺针越过横突 1 cm 左右后，即注入局麻药 5 mL。操作过程中，应首先寻找横突，若进针过深而前端无骨质，穿刺针可能会经横突外侧或两横突之间越过横突进入胸腔。

（二）肋间神经阻滞

消毒后，进针标志点处局麻。穿刺针与皮肤呈 20~30 度向头侧进针，当进针 1 cm 左右时通常可触及骨质，即为肋骨。调整针尖进针方向，使得穿刺针越过肋骨下缘 2~3 cm 后，注入局麻药 5 mL。操作过程中，应首先寻找肋骨，避免盲目进针使得穿刺针直接进入胸腔。

超声引导可直视椎旁间隙结构，了解是否存在变异及注入局麻药后药物扩散情况，从而减少了并发症的发生。超声引导胸椎旁神经阻滞时，患者体位及标志点标记同前，超声探头先通过神经长短轴切面明确穿刺区域解剖（棘突、横突、胸膜等）。明确穿刺间隙后，通过平面内或平面外进针技术，观察进针深度。当针尖显示不清时可推注 0.5 mL 局麻药用于判断，针尖达到合适位置后注入局麻药 5 mL，并在直视下观察药物扩散情况。

第五章 常见症状

第一节 发热

由于致热原的作用使体温调定点上移而引起的调节性体温升高（超过 $0.5℃$），又称为发热。每个人的正常体温略有不同，而且受许多因素（时间、季节、环境等）的影响。因此判定是否发热，则腋窝体温（检测 10 分钟）超过 37℃可定为发热。

一、急性发热

1.呼吸道病毒性感染

本疾病占急性呼吸道疾病的 $70\%\sim80\%$。

诊断主要依据临床表现、白细胞计数和 X 线检查及对抗生素的治疗反应。近年由于诊断技术的进展，可用免疫荧光法和酶联免疫吸附试验（ELISA）快速诊断法确定病原。常见有流行性感冒、普通感冒、腺咽结膜热、疱疹性咽峡炎、细支气管炎、肺炎等。须与呼吸道细菌性感染鉴别。

2.严重急性呼吸综合征（SARS）

该病是一种由冠状病毒引起的以发热呼吸道症状为主要表现的具有明显传染性的肺炎，重症患者易迅速发展为急性呼吸窘迫综合征（ARDS）。

对于有 SARS 流行病学依据有发热、呼吸道症状和肺部体征，并有胸部 X 线异常影像改变，能排除其他疾病诊断者，可以做出 SARS 临床诊断。在临床诊断的基础上，若分泌物 SARS 冠状病毒 RNA（SARSCOVRNA）检测阳性，或血清 SARSCOV 抗体阳转或抗体滴度 4 倍及以上增高，则可确定诊断。

SARSCOV 分离是确立病原学诊断的"金标准"。但其分离只允许在防护严密的 P3 实验室进行，体外细胞培养分离方法复杂且烦琐，不适合临床实验室。

作为诊断的方法具备以下三项中的任何一项，均可诊断为重症 SARS：

（1）呼吸困难，成年人休息状态下呼吸频率≥30 次/分钟，且伴有下列情况之一：胸片显示多叶病变或病灶总面积在正位胸片上占双肺总面积的 1/3 以上；48 小时内病灶面积增大＞50%且在正位胸片上占双肺总面积的 1/4 以上。

（2）出现明显的低氧血症，氧合指数＜40 kPa（300 mm-Hg）

（3）出现休克或多器官功能障碍综合征（MODS）。

3.肾综合征出血热（HFRS）

（1）流行病学资料除新疆、西藏、青海台湾及自治区外，其他市均有报告。高度散发有明显季节性。多数地区（野鼠型）在 10～12 月为大流行高峰，部分地区在 5~7 月小流行褐家鼠型发病，高峰在 3～5 月。有直接或间接与鼠类及其排泄物接触史。

（2）临床特点，具有发热、出血和肾损害三大主症及五期经过（发热期、低血压休克期、少尿期、多尿期、恢复期。

（3）白细胞计数增高，可有类白血病反应，病后 1～2 日出现异形淋巴细胞（≥7%），血小板减少蛋白尿且短期急剧增加，若有膜状物可明确诊断。

（4）HFRS 抗体 IgM1：20 阳性，用于早期诊断病后 1～2 日出现，4～5 日阳性率达89%～98%。双份血清 HFRS 抗体 IgG 恢复期比早期有 4 倍以上增长也可确诊。

4.传染性单核细胞增多症

由 EB 病毒引起，全年均可散发，见于青少年特点是发热、咽峡炎、颈后淋巴结肿大肝脾大。白细胞计数正常或稍低，单核细胞增高并伴有异形淋巴细胞（＞10%）嗜异性凝集试验 1：64 阳性，抗 EBVIgM 阳性，可明确诊断。

5.流行性乙型脑炎

有严格季节性，绝大多数病例集中在 7、8、9 月。以 10 岁以下儿童为主，近年成年人和老年人发病率较前增高可能与儿童普遍接受预防接种有关。特点为起病急、高热意识障碍、惊厥、脑膜刺激征脑脊液异常等。结合流行季节，一般诊断较易，不典型者依靠脑脊液检查、流行性乙型脑炎特异性抗体办、流行性乙型脑炎病毒抗原检测进行诊断。

6.急性病毒性肝炎

甲型、戊型肝炎在黄疸前期，可出现畏寒发热，伴有上呼吸道感染症状，类似流行性感冒易于误诊。但特点是具有明显消化道症状和乏力，如食欲缺乏恶心、呕吐、厌油腹胀。肝区痛、尿黄肝功能明显异常，以助鉴别。

7.斑疹伤寒

轻型流行性斑疹伤寒与地方性斑疹伤寒须与其他发热疾病鉴别。主要表现是起病急、稽留型高热剧烈头痛，病后3～5日出现皮疹等。

8.急性局灶性细菌性感染

（1）此类疾病共同特点是高热、畏寒或寒战，伴有定位性症状。

急性肾盂肾炎：常见于生育期女性患者，有腰痛、尿频及尿痛，如尿检查有脓尿，可以成立诊断，病原学诊断有待细菌培养证实症状严重者，应注意与肾周围蜂窝织炎、肾周围相鉴别及时进行 B 型超声或 CT 检查，必要时肾区诊断性穿刺可明确诊断。

（2）急性胆道感染伴有胆绞痛：若不明显者而体检胆囊区有明显压痛有助诊断。细菌性肝脓肿。

（3）脚下脓肿：通常并发于腹腔手术后或有腹腔化脓性感染急性阑尾炎、十二指肠溃疡穿孔胆囊或脾切除术后。当出现寒战、高热白细胞增高，又未找到其他感染灶时，应想到此病以右侧多见，患侧上腹部有显著的搏动性疼痛，在深呼吸或转位时加重，下胸部有压击痛与局部皮肤水肿。如出现听诊呼吸音减弱或消失线检查发现患侧膈肌上升且活动受限，反应性胸膜炎等应及时进行 B 超、CT 或核磁共振等检查可早期明确诊断。腹腔内脓肿可位于隔下结肠旁、阑尾周围、腹膜后等部位形成包裹性脓肿。

9.败血症

在患有原发性感染灶，出现全身性脓毒血症症状，并有多发性迁徙性脓肿时有助于诊断应警惕的是原发感染灶可很轻微或已愈合。故当遇到原因不明的急性高热，伴有恶寒或寒战出汗，全身中毒症状重，白细胞增高与核左移血中无寄生虫发现，无特殊症状体征，应考虑到本病并及时做血培养，找感染灶与迁徙性病灶（肺、皮肤等），其致病菌以金黄色葡萄球菌为多见，次为大肠杆菌及其他肠道革兰阴性杆菌。近年真菌所致者有所增加也遇到罕见的致病菌。

（1）金黄色葡萄球菌败血症：有原发皮肤感染（如挤压疮疖切开未成熟脓肿），后出现毒血症症状，皮疹迁徙性病灶，考虑本病的可能性很大。若未发现感染灶或以某一脏器受损症状为主，诊断较难。及时做血培养及骨髓培养可明确诊断既往认为以凝固酶阳性为判断葡萄球菌致病性的依据，血培养表皮葡萄球菌阳性（凝固酶阴性）多为污染。近年报告该菌可引起免疫缺陷者院内感染（如伤口感染，插管感染及败血症）。考虑本病的条件是必须血培养 2 次以上阳性，分离的表皮葡萄球菌的生物型和抗生素型相似，临床症状在用适当抗生素治疗后病情好转。

（2）大肠杆菌败血症：常见于肝胆道、泌尿生殖道、胃肠道感染肝硬化、腹部术后、尿道手术后（包括导尿）。特点为双峰热、高热伴相对缓脉，早期出现休克（约 1/4～1/2 患者）且持续时间较长大多数白细胞增高，少数可正常或减少（但中性粒细胞高）。迁徙性病灶少见。

（3）厌氧菌败血症：致病菌主为脆弱样杆菌、次为厌氧链球菌产气荚膜杆菌等。厌氧菌常与需氧菌混合感染。特点是黄疸发生率较高（10%～40%）可能与其内毒素直接损害肝脏，和（或）产气荚膜杆菌 a 毒素的溶血作用有关，局部或迁徙性病灶中有气体形成（以产气荚膜杆菌显著），分泌物有特殊腐败臭味，引起脓毒性血栓性静脉炎而有腹腔、肺胸腔、脑、心内膜骨关节等脓肿，可有溶血性贫血及肾衰竭。

（4）真菌性败血症：常见有白色念珠菌（占大多数）曲菌、毛霉菌等。一般发生于原有严重疾病后期长期用皮质激素或广谱抗生素的过程中。临床表现较细菌性败血症轻。无发热或低热，常为原发病症状掩盖进展较慢。血培养可检出致病真菌，咽拭子痰、粪、尿等培养可获相同真菌生长。

（5）少见的败血症：如摩拉菌败血症常见于 6 岁以下免疫缺陷的儿童。诊断的关键是对摩拉菌的鉴定。不动杆菌败血症多见于老年人和婴儿，特别是糖尿病、癌症患者最易发生院内感染。紫色杆菌败血症，致病菌为革兰阴性杆菌为唯一产生紫色素的杆菌。可通过皮肤破损、胃肠道呼吸道进入体内。局部可出现淋巴结炎、蜂窝织炎迅速发展为败血症，可伴有迁徙性脓肿，主靠细菌学检查确诊。

二、长期高热

（一）感染性疾病

（1）以发热起病者有急性血行播散型肺结核、结核性脑膜炎、浸润型肺结核等原因不明的长期发热，如白细胞计数正常或轻度增高，甚至减少者应考虑到结核病。原发病变大多在肺部，及时做 X 线检查以助诊断。

急性血行播散型肺结核（急性粟粒型结核）多见青少年儿童，尤其未接种过卡介苗者更多。近年也见到老年患者及患过原发感染后的成年人，特点是起病急，高热呈稽留热或弛张热，持续数周数月伴有畏寒、盗汗、咳嗽少量痰或痰中带血、气短、呼吸困难发绀等。婴幼儿及老年人症状常不典型。患者多表现衰弱有些病例有皮疹（结核疹），胸部检查常无阳性体征，可有肝脾轻度肿大，此病早期（2 周内）难诊断的原因是肺部 X 线检查常无异常，结核菌素试验也可阴性（约 50%），尤其老年人及体质差者多为阴性痰结核杆菌（聚合酶链反应，PCR）及血结核抗体测定有助诊断。眼底检查可发现脉络膜上粟粒结节或结节性脉络膜炎有利于早期诊断。

（2）伤寒副伤寒以夏秋季多见，遇持续性发热 1 周以上者，应注意伤寒的可能近年伤寒不断发生变化，由轻症化、非典型化转变为病情重热程长、并发症多、耐氯霉素等在鉴别诊断中须注意。多次血培养或骨髓培养阳性是确诊的依据。肥达反应可供参考。

（3）细菌性心内膜炎凡败血症（尤其金黄色葡萄球菌所致）患者在抗生素治疗过程中突然出现心脏器质性杂音或原有杂音改变，或不断出现瘀斑或栓塞现象，应考虑到本病可能大多数原有先天性心脏病（室间隔缺损、动脉导管未闭等）或风湿性心脏瓣膜病史，少数偏前有拔牙扁桃体摘除、严重牙龈感染、泌尿道手术史出现持续发热 1 周以上，伴有皮肤及黏膜瘀点、心脏杂音改变脾肿大、贫血、显微镜血尿等血培养有致病菌生长，超声心动图可发现赘生物所在的部位。

（4）肝脓肿

①细菌性肝脓肿主要由胆道感染引起，多见于左右两叶，以左叶较多见感染来自门静脉系统者，右叶多见。特点是寒战高热，肝区疼痛，肝大压痛叩击痛，典型者诊断较易。遇有长期发热而局部体征不明显时诊断较难，近年肝脏 B 超检查，诊断符合率达 96%。②阿米巴肝脓肿是阿米巴痢疾最常见的重要并发症。表现为间歇性或持续性发热，肝区疼痛肝大压痛、消瘦和贫血等。以单发肝右叶多见。肝穿刺抽出巧克力色脓液；脓液中找到阿米巴滋养体；免疫血清学检查阳性，抗阿米巴治疗有效可确诊。

（二）非感染性疾病

1.原发性肝癌

国内原发性肝癌 80% 以上合并肝硬化。临床特点是起病隐袭，早期缺乏特异症状，一旦出现典型症状则多属晚期。近年由于诊断方法的进展，可早期诊断小肝癌（>5 cm）。主要表现为肝区痛、乏力、腹胀食欲缺乏、消瘦、进行性肝大（质硬表面不平）黄疸、消化道出血等。一般诊断较易当以发热为主诉者诊断较难，表现为持续性发热或弛张热，或不规则低热，少数可有高热（如炎症型或弥漫性肝癌），易误为肝脏肿或感染性疾病。及时检测甲胎蛋白（AFP），其灵敏性特异性均有利于早期诊断。凡 ALT 正常，排除妊娠和生殖腺胚胎癌如 AFP 阳性持续 3 周，或 AFP>200 ng/ml 持续 2 月即可确诊。若 AFP>升高而周 ALT 下降动态曲线分离者肝癌可能性大。此外，r-谷氨酸转肽酶(r-GT)碱性磷酸酶(AKP)增高也有辅助诊断价值，B 超、CT、放射性核素显像均有助于定位诊断，选择性肝动脉造影（或数字减影肝动脉造影）可发现 1 cm 的癌灶，是目前较好的小肝癌定位的方法。

2.恶性淋巴瘤

包括霍奇金病和非霍奇金淋巴瘤。多见于 20～40 岁，以男性多见，临床无症状或有进行性淋巴结肿大、盗汗、消瘦皮疹或皮肤瘙痒等。凡遇到未明原因的淋巴结肿大按炎症或结核治疗 1 个月无效者，不明原因的发热，均应考虑本病的可能，确诊主要依靠病理。可以做淋巴结活检、骨髓穿刺、肝穿、B 超、CT 等检查并与传染性单核细胞增多症、淋巴结结核、慢性淋巴结炎转移癌、风湿病及结缔组织病等鉴别。

3.恶性组织细胞病

本病临床表现复杂，发热是常见的症状。有的病例似败血症伤寒。结核病、胆道感染等，但经过临床系统检查治疗均无效，至晚期才确诊。

与其他急性感染性疾病鉴别要点是：

（1）临床似感染性疾病，但找不到感染灶，病原学与血清学检查均为阴性。

（2）进行性贫血、全血细胞减少显著。

（3）肝脾肿大与淋巴结肿大的程度显著。

（4）随病程进展进行性恶病质。

（5）抗生素治疗无效。

对有长期发热原因不明，伴有肝脾肿大淋巴结肿大，而流行病学资料、症状体征不支持急性感染且有造血功能障碍者，须考虑本病的可能。如骨髓涂片或其他组织活检材料中找到典型的恶性组织细胞和大量血细胞被吞噬现象并排除其他疾病，则诊断基本可以成立。因此骨髓涂片检查是诊断本病的重要依据，由于骨髓损害可能为非弥漫性，或因取材较少，故阴性时不能除外必要时多次多部位检查。浅表淋巴结因病变不明显，故阴性也不能除外。

本病须与反应性组织细胞增多症鉴别如伤寒、粟粒型结核、病毒性肝炎风湿病、SLE。传染性单核细胞增多症等其骨髓中可出现较多组织细胞，甚至血细胞被吞噬现象。应注意：

（1）有原发病。

（2）所见组织细胞形态较正常无多核巨型组织细胞。

（3）随原发病治愈，组织细胞反应也随之消失。

4.急性白血病

可有发热，经血涂片、骨髓检查可以确诊，不典型白血病仅表现为原因不明的贫血与白细胞减少，易误为急性再生障碍性贫血，骨髓涂片有异常改变可以诊断。故临床遇有发热、贫血乏力、牙龈肿痛、出血粒细胞减少者，及时进行骨髓涂片检查。

5.血管-结缔组织病

（1）SLE：长期发热伴有两个以上器官损害血象白细胞减少者应考虑到本病。多见于青年女性。临床特点是首先以不规则发热伴关节痛，多形性皮疹（典型者为对称性面颊鼻梁部蝶形红斑，多见伴日光过敏、雷诺现象、浆膜炎等红细胞沉降率增快，丙种球蛋白升高，尿蛋白阳性血狼疮细胞阳性，抗核抗体（ANA）阳性，抗双链去氧核糖核酸（抗 ds-DNA）抗体阳性抗 Sm（Smith 抗原）抗体阳性。应注意 SLE 在病程中可始终无典型皮疹，仅以高热表现的特点。

（2）结节性多动脉炎：表现为长期发热伴肌痛、关节痛、皮下结节（下肢多沿血管走向分布，或成条索状）、肾损害血压高，胃肠症状等。诊断主要依据皮下结节与肌肉（三角肌或祥腓肠肌）活检。

（3）类风湿关节炎：典型病例较易诊断少年型类风湿关节炎（Still 病），可有畏寒、发热、淋巴结肿大，肝脾肿大，虹膜睫状体炎，心肌炎，白细胞增高红细胞沉降率增快，但类风湿因子阴性，抗核抗体与狼疮细胞均阴性。

（4）混合性结缔组织病（MCTD）：多见于女性，特点是具有红斑狼疮、硬度病、皮肌炎临床表现肾脏受累较少，以发热症状明显。高滴度核糖核酸蛋白（RNP）抗体阳性抗核抗体阳性有助诊断。

三、长期低热

腋窝温度达 37.5～38℃持续 4 周以上为长期低热，常见病因为：

（一）结核病

低热的常见病因，以肺结核多见，老年肺结核起病症状不明显，但肺部并发症多，结核菌素试验阴性易诊为慢性支气管炎或哮喘。故遇老年人长期持续咳嗽、咳痰易感冒，用抗炎药治疗无效，低热乏力及食欲缺乏者，应及时查痰结核菌（涂片或 TB-PCR）和胸部 X 线检查。老年肺结核易合并肺外结核，如结核性脑膜炎、胸膜炎、腹膜炎骨、肾、淋巴结结核等。

（二）慢性肾盂肾炎

为女性患者常见低热原因。可无明显症状、体征，且尿检查无异常，以低热为唯一表现。及时检测尿 Addi 细胞计数，清晨第一次中段尿培养及菌落计数，如尿白细胞＞5/Hp，细菌培养阳性，菌落计数＞10^5 可以确定诊断。

（三）慢性病灶感染

如副鼻窦炎、牙龈脓肿、前列腺炎胆道感染、慢性盆腔炎等。以不规则低热多见，常伴有局部症状体征，当病灶清除后症状消失。

四、反复发热

（1）布氏杆菌病

流行病学资料是诊断的重要依据，如发病地区、职业与病畜（羊、牛、猪）有接触史，饮用未消毒牛、羊奶，进食未煮熟的畜肉史临床表现为反复发作的发热，伴有多汗，游走性关节痛神经痛、睾丸炎、肝脾及淋巴结肿大等血、骨髓培养阳性，血清凝集试验 1∶100 见以上，免疫吸附试验 1∶320 以上，可助诊断。

（2）疟疾

以间日疟、3 日疟较常见。遇阵一发性寒战高热、大汗，间日或间 2 日周期发作者及时查血涂片找疟原虫，可确诊。

（3）淋巴瘤

病变在内脏者，常表现为周期性发热（PeI-Ebstein 热型），见于霍奇金病。有的浅表淋巴结肿大不显著而以深部淋巴结肿大压迫邻近器官出现的症状，如纵隔淋巴结肿大引起肺不张及上腔静脉综合征等。及时进行骨髓涂片检查找到 Reed-Sternberg 细胞或骨髓活检均有助诊断。

（4）回归热

临床表现为周期性发热、起病急、寒战高热持续 2～9 日后体温骤降，大汗，无热期持续 7～9 日又突然高热，症状再出现，反复 2～3 次全身酸痛、肝脾肿大，重者有出血倾向黄疸，结合发病季节，有体虱存在或有野外生活蜱叮咬史须考虑到本病。根据血、骨髓涂片找到回归热螺旋体即可确诊。

五、超高热

当体温调节中枢功能衰竭时可发生超高热，对人体各组织器官，尤其脑组织损伤严重，引起脑细胞变性广泛出血深度昏迷，于数小时内死亡，需要积极抢救。

（1）中暑或热射病。

（2）中枢神经系统疾病，如病毒性脑炎、脑出血及下丘脑前部严重脑外伤等。

（3）细菌污染血的输血反应。

第二节　咳嗽与咳痰

咳嗽（cough）是一种呼吸道常见症状，由于气管、支气管黏膜或胸膜受炎症、异物、物理或化学性刺激引起，表现先是声门关闭、呼吸肌收缩、肺内压升高，然后声门张开，肺内空气喷射而出，通常伴随声音。咳嗽具有清除呼吸道异物和分泌物的保护性作用。但如果咳嗽不停，由急性转为慢性，常给患者带来很大的痛苦，如胸闷、咽痒、喘气等。咳嗽可伴随咳痰。

一、咳痰

（一）病因

咳嗽的形成和反复发病，常是许多复杂因素综合作用的结果。

1.吸入物

吸入物分为特异性和非特异性两种。前者如尘螨、花粉、真菌、动物毛屑等；后者吸入物如硫酸、二氧化硫、氯氨等。职业性咳嗽的特异性吸入物如甲苯二异氰酸酯、邻苯二甲酸酐、乙二胺、青霉素、蛋白酶、淀粉酶、蚕丝、动物皮屑或排泄物等。此外，非特异性的尚有甲醛、甲酸等。

2.感染

咳嗽的形成和发作与反复呼吸道感染有关。在咳嗽患者中，可存在有细菌、病毒、支原体等的特异性 IgE，如果吸入相应的抗原可激发咳嗽。在病毒感染后，可直接损害呼吸道上皮，致使呼吸道反应性增高。

3.食物

由于饮食关系而引起咳嗽发作的现象在咳嗽患者中常可见到，尤其是婴幼儿容易对食物过敏，但随年龄的增长而逐渐减少。引起过敏最常见的食物有鱼类、虾蟹、蛋类、牛奶等。

4.气候改变

当气温、温度、气压或空气中离子等改变时可诱发咳嗽，故在寒冷季节或秋冬气候转变时较多发病。

5.精神因素

患者情绪激动、紧张不安、怨怒等，都会促使咳嗽发作，一般认为它是通过大脑皮质和迷走神经反射或过度换气所致。

6.运动

有 70%～80%的咳嗽患者在剧烈运动后诱发咳嗽，称运动诱发性咳嗽，或运动性咳嗽。临床表现有咳嗽、胸闷、气急、喘鸣，听诊可闻及哮鸣音。有些患者运动后虽无典型的哮喘表现，但运动前后的肺功能测定能发现有支气管痉挛。

7.咳嗽与药物

有些药物可引起咳嗽发作，如普萘洛尔等因阻断β_2-肾上腺素能受体而引起咳嗽。

（二）临床表现

咳嗽因原发疾病不同，表现亦有差异。可有发热、胸痛、咳痰、咯血、打喷嚏、流涕、咽部不适、气促等。

（三）检查

由于咳嗽是许多疾病的一种非特异性症状，临床上进行确诊时必须详细询问病史、全面查体、做胸部 X 线或 CT、气道反应性测定、肺功能、心电图、纤维支气管镜及一些特殊检查以排除一些可以引起慢性、顽固性咳嗽的其他疾病。

普通的 X 线片能检查出多数肺部病灶，根据病灶的部位、范围和形态有时也可确定其性质，如肺炎、肺脓肿、肺囊肿、肺结核、肺癌、尘肺等。对深部的病变用 X 线体层片，CT，MRI 检查，CT 扫描的优越性在于横断面图像无影像重叠，能够发现 X 线胸片未能显示的病灶。

支气管造影可直接诊断支气管扩张的部位、形态，也可间接诊断支气管肺癌，膈疝患者须用钡餐检查加以确诊。支气管镜可以诊断支气管内异物、支气管内膜结核、支气管肿瘤；纵隔镜可以帮助诊断纵隔肿瘤和发现纵隔淋巴结肿大。

（四）诊断

症状和咳嗽的性质对于提示诊断线索很有帮助。

1.伴发症状

（1）咳嗽伴发高热的者，应考虑急性感染性疾病、急性渗出性胸膜炎或脓胸等。

（2）咳嗽伴发胸痛者，应考虑胸膜疾病，或者肺部和其他脏器疾病，如肺癌、肺炎及肺梗死等。

（3）咳嗽伴发咳黄痰者，应多考虑支气管炎、肺炎等；如果咳大量脓痰多考虑肺脓肿、支气管扩张、肺囊肿继发感染等。如果咳嗽伴发咳果酱色痰考虑肺阿米巴病和肺吸虫病等。

（4）咳嗽伴发咯血者，应考虑支气管扩张或空洞性肺结核，小量咯血或痰中带血考虑肺癌、肺结核等。

2.实验室检查

了解痰的量、色、气味及性质有诊断意义。痰中发现支气管管型、肺石、硫黄颗料等分别对肺炎球菌肺炎、肺结核和肺放线菌病有助。痰显微镜下检查发现库施曼螺旋体、夏兰晶体对支气管哮喘症患者有助，痰中发现寄生虫卵可诊断肺吸虫病，发现包囊虫的棘球蚴的幼体可诊断肺包囊虫病，找到阿米巴滋养体可诊断肺阿米巴病等，痰的细菌学检查（涂片、培养、动物接种）对肺结核、肺真菌病等有重要意义；痰中发现癌细胞能明确支气管肺癌的诊断；结核菌素试验对儿童淋巴结结核有一定意义。

（五）鉴别诊断

应与以下疾病相鉴别：

1.持续性咳嗽

此种咳嗽是肺部疾病的前兆。这种咳嗽一旦开始就要两三个月才能痊愈，而且任何止咳药似乎都对它无能为力。

2.痉挛性咳嗽

表现为剧烈性阵咳，咳嗽一声连着一声，一阵咳嗽可十几声到几十声持续相当长时间，咳时面部颈部憋得通红，呼吸受到影响，咳嗽暂停后常需深吸气，剧烈的咳嗽常引起声门痉挛，发生类似鸡叫的声音，持续剧烈的咳嗽常引起干呕，咳嗽一阵后稍安静一段时间，又开始咳嗽，可引起儿童舌系带溃疡，眼结膜下出血，严重者因咳嗽时腹压增高引起脐疝，腹股沟疝和脱肛，痉挛性咳嗽常见于百日咳，副百日咳及某些腺病毒感染。若有明显痉咳，外周血计数白细胞及淋巴细胞分类均明显增高，可做出百日咳的临床诊断。加之细菌培养阳性或血清学免疫学、PCR 检查阳性可以确诊百日咳。

3.湿性咳嗽

咳嗽时伴有痰液称湿性咳嗽。可见于肺炎、支气管炎、支气管扩张症、肺脓肿、纤维空洞性肺结核等。早期为轻度干咳，后转为湿性咳嗽，有痰声或咳出黄色脓痰，早期有感症状，如发热、打喷嚏、流涕、咽部不适。

4.干性咳嗽

咳嗽时无痰或痰量甚少。可见于急性咽喉炎、支气管炎、早期肺结核、胸膜炎等。

5.过敏性咳嗽

发作性指间断发生，不存在持续状态，发作性咳嗽是一种发作形式的描述，发作性咳嗽其实大多数是过敏性咳嗽，应与咳嗽变异型哮喘相鉴别。

6.变应性咳嗽

变应性咳嗽多为病毒感染后迁延不愈又合并细菌感染引起，并有过敏性因素参与。

（六）治疗

在治疗咳嗽时，首要找出病因，在治疗原发病的基础上，选择恰当的止咳祛痰药，注意护理。当呼吸道黏膜受到异物、炎症、分泌物或过敏性因素等刺激时，即反射性地引起咳嗽，有助于排除自外界侵入呼吸道的异物或分泌物、消除呼吸道刺激因子，顽固性咳嗽可以选择中枢镇咳达到止咳目的，咳痰量多时不能单独使用止咳药应合用化痰药。

二、咳痰

（一）原因及并发症

（1）支气管疾病，急慢性气管支气管炎、支气管哮喘，支气管内膜结核，支气管扩张，原发性支气管癌，肝脓肿向胸腔破溃形成支气管瘘等。

（2）肺部疾病，各种原因的肺炎（细菌性、病毒性、支原体性、真菌性等）、肺结核、肺脓肿、肺梗死，肺水肿，弥漫性肺间质纤维化，结节病，尘肺等。

（3）其他血液病如白血病，霍奇金病，恶性组织细胞病等；结缔组织病如类风湿关节炎，进行性系统性硬化症，系统性红斑狼疮，结节性多动脉炎、wegener 坏死性肉芽肿等均可累及肺脏，还有胸膜，横膈，纵隔病变（如大量胸腔积液，纵隔肿瘤、膈疝等）由于压迫支气管或通过反射引起的咳嗽，可有少量黏液或浆液痰。

（二）疾病鉴别

咳痰颜色不一样疾病也不一样，咳嗽吐出的痰是什么颜色在专业医师们眼中是重要病症指标，不一样的痰可能排除掉很多病，也可能锁定某类病。

1.白痰可排除慢性支气管炎

（1）咳嗽也有很多情况，带颜色的一般都是炎症引起。如果几个月来一直咳出含量不等而且带颜色的痰，就可能是患有慢性支气管炎；如果痰是清澈透明或白色的，可能是空气污染造成的刺激或病毒感染，不大可能是慢性支气管炎。

（2）从中医角度出发，像风寒咳嗽的痰往往呈稀白色且有小泡沫出现，这是一个临床很有效的衡量标尺。风寒咳嗽即着凉咳嗽，这种咳嗽较重，痰较清稀，发热往往伴随怕冷，不出汗，咽部发红等症状。医师们普遍认为，白色的痰往往代表受到的刺激还比较"单纯"，不是太严重。

2.黄痰与"热"相关表示受感染

如果痰很黏稠、量多、黄色很浓或带有绿色，表示人体已经受到感染，如细菌性感染、化脓性感染等。风热类咳嗽多是黄黏痰，而燥热类的痰也是比较黄稠且很难咳出来，没有气泡产生。像风热类咳嗽常伴发热汗出，咽痛，吐黄稠痰，鼻流黄浊涕，舌质偏红苔。

如果吐黄痰的同时人体伴随发热则可以肯定是感染，至于是病毒性还是细菌性则要根据发病时间长短、病情轻重程度以及相关化验结果等进一步确诊。

3.红痰为出血须紧急处理

红色的痰毋庸置疑肯定是痰中带血迹。医师提醒：任何出血性咳嗽都是需要紧急处理的症状，用力激烈地咳嗽也会使得喉咙后面的微血管破裂而导致出血。

4.粉色痰且带泡预示肺水肿

咳嗽时会咳出气泡而带有粉红色泽的痰，且同时有呼吸短促的现象发生，感觉像溺水般，很可能是肺水肿病征的警号，当心力衰竭导致肺部充满液体时，肺水肿就出现了。

5.锈色果冻状痰应为肺炎

如果所咳出的痰呈红褐色或是锈色或咖啡色，且为果冻状，则病因应该是肺炎球菌导致的肺炎，患这种病时，往往同时伴有胸痛和发烧。

6.没痰光干咳或是误吸异物

如果儿童突然发生干咳情况，要警惕其是否吸入整颗花生、大的硬糖果或零件之类的物体，这些异物都会塞住局部空气通道。这时候表现出来的症状就是儿童不断咳但始终咳不出东西，他们不会准确反馈情况，必须靠家长警惕判断送医。

第三节　发绀

发绀是指血液中去氧血红蛋白增多使皮肤和黏膜呈青紫色改变的一种表现，也可称为发绀。这种改变常发生在皮肤较薄，色素较少和毛细血管较丰富的部位，如唇，指（趾），甲床等。

一、发生机制

皮肤和黏膜的颜色随血流的颜色而变化。血液的红色是由于红细胞内含有血红蛋白。当血红蛋白充分地和氧结合，成为氧合血红蛋白时，它的颜色是鲜红的；当它放出了氧，成为去氧血红蛋白时，颜色就变为黯红。动脉和毛细血管里的血，含氧合血红蛋白多而去氧血红蛋白少，因此它的颜色鲜红，透过薄的黏膜和半透明的指甲，红色仍明显。

皮肤较厚且含有色素，因而是白里透红或微棕色透红。静脉血因含去氧血红蛋白多、氧合血红蛋白少，所以它是黯红色，透过皮肤，就呈现青紫色。手臂上一条一条的一般所称的"青筋"就是静脉。苯胺、硝基苯和亚硝酸盐等化学品可使血红蛋白变为变性血红蛋白，这种血红蛋白本身就是紫色的。因此，凡黏膜、指甲和皮肤里的毛细血管和小动脉里血液的氧合血红蛋白减少，而去氧血红蛋白增多或出现变性血红蛋白的时候，都会出现发绀。

血液中去氧血红蛋白增多所致皮肤黏膜呈青紫的现象。通常毛细血管血液中去氧血红蛋白超过 50 g/L 就可形成发绀。发绀可分为中央性、周围性及混合性。另外，药物及化学物品中毒导致血中异常血红蛋白衍生物的出现亦可形成发绀。

二、分类

（一）中心性发绀

此类发绀的特点表现为全身性、除四肢及颜面外，也累及躯干和黏膜的皮肤，但受累部位的皮肤是温暖的。发绀的原因多由心、肺疾病引起呼吸功能衰竭、通气与换气功能障碍、肺氧合作用不足导致 SaO_2 降低所致。一般可分为两种。①肺性发绀：即由于呼吸功能不全、肺氧合作用不足所致。常见于各种严重的呼吸系统疾病，如喉、气管、支气管的阻塞、肺炎、阻塞性肺气肿、弥漫性肺间质纤维化、肺瘀血、肺水肿、急性呼吸窘迫综合征、肺栓塞、原发性肺动脉高压等；②心性混合性发绀：由于异常通道分流，使部分静脉血未通过肺循环进行氧合作用而人体循环动脉，如分流量超过心输出量的 1/3，即可出现发绀。常见于发绀型先天性心脏病，如 Fallot 四联症、艾森门格（Eisenmenger）综合征等。

（二）周围性发绀

此类发绀常由于周围循环血流障碍所致。其特点表现在发绀常出现于肢体的末端与下垂部位。这些部位的皮肤是冷的，但若给予按摩或加温，使皮肤转暖，发绀可消退。此特点亦可作为与中心性发绀的鉴别点。此型发绀可分为两种。①瘀血性周围性发绀：常见于引起体循环瘀血、周围血流缓慢的疾病，如右心衰竭、渗出性心包炎、心包填塞、缩窄性心包炎、血栓性静脉炎、上腔静脉阻塞综合征、下肢静脉曲张等；②缺血性周围性发绀：常见于引起心输出量减少的疾病和局部血流障碍性疾病，如严重休克、暴露于寒冷中和血栓闭塞性脉管炎、雷诺（Raynaud）病、肢端发绀症、冷球蛋白血症等。

（三）混合性发绀

中心性发绀与周围性发绀同时存在。可见于心力衰竭等。

三、病因和临床表现

（一）血液中去氧血红蛋白增高

（1）中心性发绀：由于心、肺疾病导致动脉血氧饱和度降低引起。因呼吸系统疾病所引起的发绀称肺性发绀，常见于呼吸道阻塞、重症肺炎、肺瘀血、肺水肿、大量胸腔积液、自发性气胸等。因心血管疾病引起的发绀称心性发绀，常见于法洛氏四联症等发绀型先天性心脏病。其临床特点为全身性发绀，除四肢末梢及颜面部（口唇、鼻尖、颊部、耳垂）外，躯干皮肤和黏膜（包括舌及口腔黏膜）也可见发绀，且发绀部位皮肤温暖，局部加温或按摩发绀不消失。

（2）周围性发绀：由于周围循环血流障碍所致。见于体循环瘀血、周围组织血流灌注不足、局部血液循环障碍，如右心衰竭、大量心包积液、重症休克、血栓闭塞性脉管炎、寒冷刺激等。其临床特点为发绀常出现于肢体末梢与下垂部位，如肢端、耳垂、鼻尖等，发绀部位皮肤发凉，若加温或按摩使之温暖后，发绀即可减轻或消失。

（3）混合性发绀：中心性发绀与周围性发绀同时并存，常见于全心衰竭。

（二）异常血红蛋白血症

（1）高铁血红蛋白血症：可由伯氨喹、亚硝酸盐、磺胺类、硝基苯、苯胺等药物或化学物质中毒所致；也可因大量进食含有亚硝酸盐的变质蔬菜引起"肠源性发绀"。其临床特点是发绀急骤出现，暂时性、病情危重，氧疗青紫不退，抽出的静脉血呈深棕色，暴露于空气中也不能转变为鲜红色，若静脉注射亚甲蓝、硫代硫酸钠或大剂量维生素 C，均可使发绀消退。还有极少数高铁血红蛋白血症为先天性，患者自幼即有发绀，有家族史，身体健康状况较好。

（2）硫化血红蛋白血症：凡能引起高铁血红蛋白血症的药物或化学物质均能引起硫化血红蛋白血症，患者同时有便秘或服用硫化物，在肠内形成大量硫化氢为先决条件。此类发绀的临床特点是持续时间长，可达数月或更长时间，患者血液呈蓝褐色。

第四节　呼吸困难

呼吸困难是主观感觉和客观征象的综合表现，患者主观上感觉吸气不足、呼吸费力；客观上表现为呼吸频率、节律和深度的改变。严重时可出现张口呼吸、鼻翼扇动、端坐呼吸，甚至发绀。呼吸困难是呼吸衰竭的主要临床症状之一。

一、病因

（一）呼吸系统疾病

气道阻塞，肺疾病，胸壁、胸廓与胸膜疾病，膈疾病与运动受限。

（二）心血管系统疾病

其他心力衰竭、心脏压塞、缩窄性心包炎等。

（三）其他

肥胖、酸中毒、急性感染、血液病等也可引起呼吸衰竭。

二、临床表现

1.肺源性呼吸困难

（1）吸气性呼吸困难：表现为喘鸣、吸气费力，重者可出现三凹征，即胸骨上窝、锁骨上窝和肋间隙明显凹陷。

（2）呼气性呼吸困难：表现为呼气费力，呼气明显延长而缓慢，常伴有哮鸣音。

（3）混合性呼吸困难：表现为吸气与呼气均感费力，呼吸频率加快，幅度变浅，常伴有呼吸音减弱或消失。

2.心源性呼吸困难

表现为活动时出现或加重，休息时减轻或缓解；仰卧位可加重，坐位时可减轻。轻者短时间内可缓解，重者表现为哮喘，面色青紫，咳粉红色泡沫样痰。

3.中毒性呼吸困难

可出现深长而不规则的呼吸，频率可快可慢。

第五节　恶心、呕吐

恶心与呕吐是临床常见症状。恶心为上腹部不适和紧迫欲吐的感觉。可伴有迷走神经兴奋的症状，如皮肤苍白、出汗、流涎、血压降低及心动过缓等，常为呕吐的前奏。一般恶心后随之有呕吐症状，但也可仅有恶心而无呕吐，或仅有呕吐而无恶心。呕吐是通过胃的强烈收缩迫使胃或小肠的内容物经食管、口腔而排出体外的现象。二者均为复杂的反射动作。

一、病因

引起恶心与呕吐的病因很多，按照发病机制可归纳为下列几类：

1.反射性呕吐

（1）咽部受到刺激如吸烟、剧咳、鼻咽部炎症或溢脓等。

（2）胃、十二指肠疾病如急、慢性胃肠炎、消化性溃疡、功能性消化不良、急性胃扩张或幽门梗阻、十二指肠壅滞等。

（3）肠道疾病如急性阑尾炎、肠梗阻等。

（4）肝胆胰疾病如急性肝炎、肝硬化、肝瘀血等。

（5）腹膜及肠系膜疾病如急性腹膜炎。

（6）其他，如肾输尿管结石。

2.中枢性呕吐

（1）神经系统疾病如颅内感染。

（2）全身性疾病如尿毒症、肝昏迷、糖尿病酮症酸中毒、甲亢危象、甲状旁腺危象等。

（3）药物如某些抗生素、抗癌药、洋地黄等可兴奋呕吐中枢而致呕吐。

（4）中毒如乙醇、重金属、一氧化碳等中毒均可引起呕吐。

（5）精神因素如胃神经症、癔症、神经性厌食。

3.前庭障碍性

凡呕吐伴有听力障碍、眩晕等耳科症状者，需考虑前庭障碍性呕吐。常见疾病有迷路炎，梅尼埃病和晕动病。

二、临床表现

（一）呕吐的时间

育龄妇女晨起呕吐见于早期妊娠，亦可见于尿毒症、慢性乙醇中毒或功能性消化不良；鼻窦炎患者因起床后脓液经鼻后孔流出刺激咽部，亦可致晨起恶心、干呕。晚餐或夜间呕吐见于幽门梗阻。

（二）呕吐与进食的关系

进食过程中或餐后即刻呕吐，可能为幽门管溃疡或精神性呕吐；餐后1小时以上呕吐称延迟性呕吐，提示胃张力下降或胃排空延迟。餐后较久或数餐后呕吐，见于幽门梗阻，呕吐物可有隔夜宿食；餐后近期呕吐，多由食物中毒所致。

（三）呕吐的特点

若是进食后立刻呕吐，恶心很轻，吐后又可进食，长期反复发作而营养状态不受影响，多为神经官能性呕吐；喷射状呕吐多为颅内高压性疾病。

（四）呕吐物的性质

带发酵、腐败气味提示胃潴留；带粪臭味提示低位小肠梗阻；不含胆汁说明梗阻平面多在十二指肠乳头以上；含多量胆汁则提示在此平面以下；含有大量酸性液体者，多为胃泌素瘤或十二指肠溃疡；无酸味者可能为贲门狭窄或贲门失弛缓症所致；上消化道出血常呈咖啡色呕吐物。

第六章 呼吸系统疾病

第一节 急性上呼吸道感染

急性上呼吸道感染简称上感，为外鼻孔至环状软骨下缘包括鼻腔、咽或喉部急性炎症的概称。主要病原体是病毒，少数是细菌。发病不分年龄、性别、职业和地区，免疫功能低下者易感。通常病情较轻、病程短、可自愈，预后良好。但由于发病率高，不仅影响工作和生活，有时还可伴有严重并发症，并具有一定的传染性，应积极防治。

一、流行病学

上感是人类最常见的传染病之一，多发于冬春季节，多为散发，且可在气候突变时小规模流行。主要通过患者喷嚏和含有病毒的飞沫经空气传播，或经污染的手和用具接触传播。可引起上感的病原体大多为自然界中广泛存在的多种类型病毒，同时健康人群亦可携带，且人体对其感染后产生的免疫力较弱、短暂，病毒间也无交叉免疫，故可反复发病。

二、病因和发病机制

急性上感约有 70%～80% 由病毒引起，包括鼻病毒、冠状病毒、腺病毒、流感和副流感病毒以及呼吸道合胞病毒、埃可病毒和柯萨奇病毒等。另有 20%～30% 的上感为细菌引起，可单纯发生或继发于病毒感染之后发生，以口腔定植菌溶血性链球菌为多见，另外还有流感嗜血杆菌、肺炎链球菌和葡萄球菌等，偶见革兰阴性杆菌。但接触病原体后是否发病，还取决于传播途径和人群易感性。淋雨、受凉、气候突变、过度劳累等可降低呼吸道局部防御功能，致使原存的病毒或细菌迅速繁殖，或者直接接触携带有病原体的患者喷嚏、空气以及污染的手和生活用具诱发本病。老幼体弱，免疫功能低下或有慢性呼吸道疾病如鼻窦炎、扁桃体炎者更易发病。

三、病理

组织学上可无明显病理改变，亦可出现上皮细胞的破坏。可有炎症因子参与发病，使上呼吸道黏膜血管充血和分泌物增多，伴单核细胞浸润，浆液性及黏液性炎性渗出。继发细菌感染者可有中性粒细胞浸润及脓性分泌物。

四、临床表现

临床表现有以下类型：

（一）普通感冒

为病毒感染引起，俗称"伤风"，又称急性鼻炎或上呼吸道卡他。起病较急，主要表现为鼻部症状，如喷嚏、鼻塞、流清水样鼻涕，也可表现为咳嗽、咽干、咽痒或烧灼感甚至鼻后滴漏感。咽干、咳嗽和鼻后滴漏与病毒诱发的炎症介质导致的上呼吸道传入神经高敏状态有关。2～3 天后鼻涕变稠，可伴咽痛、头痛、流泪、味觉迟钝、呼吸不畅、声嘶等，有时出现由于咽鼓管炎致听力减退。严重者有发热、轻度畏寒和头痛等。体检可见鼻腔黏膜充血、水肿、有分泌物，咽部可为轻度充血。一般经 5～7 天痊愈，伴并发症者可致病程迁延。

（二）急性病毒性咽炎和喉炎

由鼻病毒、腺病毒、流感病毒、副流感病毒以及肠病毒、呼吸道合胞病毒等引起。临床表现为咽痒和灼热感，咽痛不明显，咳嗽少见。急性喉炎多为流感病毒、副流感病毒及腺病毒等引起，临床表现为明显声嘶、讲话困难、可有发热、咽痛或咳嗽，咳嗽时咽喉疼痛加重。体检可见喉部充血、水肿，局部淋巴结轻度肿大和触痛，有时可闻及喉部的喘息声。

（三）急性疱疹性咽峡炎

多由柯萨奇病毒 A 引起，表现为明显咽痛、发热，病程约为一周。查体可见咽部充血，软腭、腭垂、咽及扁桃体表面有灰白色疱疹及浅表溃疡，周围伴红晕。多发于夏季，多见于儿童，偶见于成年人。

（四）急性咽结膜炎

主要由腺病毒、柯萨奇病毒等引起。表现为发热、咽痛、畏光、流泪、咽及结膜明显充血。病程4～6天，多发于夏季，由游泳传播，儿童多见。

（五）急性咽扁桃体炎

病原体多为溶血性链球菌，其次为流感嗜血杆菌、肺炎链球菌、葡萄球菌等。起病急，咽痛明显、伴发热、畏寒，体温可达39℃以上。查体可发现咽部明显充血，扁桃体肿大、充血，表面有黄色脓性分泌物。有时伴有颌下淋巴结肿大、压痛，而肺部查体无异常体征。

五、实验室检查

（一）血液检查

因多为病毒性感染，白细胞计数常正常或偏低，伴淋巴细胞比例升高。细菌感染者可有白细胞计数与中性粒细胞增多和细胞核左移现象。

（二）病原学检查

因病毒类型繁多，且明确类型对治疗无明显帮助，一般无须明确病原学检查。需要时可用免疫荧光法、酶联免疫吸附法、血清学诊断或病毒分离鉴定等方法确定病毒的类型。细菌培养可判断细菌类型并做药物敏感试验以指导临床用药。

六、并发症

少数患者可并发急性鼻窦炎、中耳炎、气管-支气管炎。以咽炎为表现的上呼吸道感染，部分患者可继发溶血性链球菌引起的风湿热、肾小球肾炎等，少数患者可并发病毒性心肌炎，应予警惕。

七、诊断与鉴别诊断

根据鼻咽部的症状和体征，结合周围血象和阴性胸部X线检查可做出临床诊断。一般无须病因诊断，特殊情况下可进行细菌培养和病毒分离，或病毒血清学检查等确定病原体。但须与初期表现为感冒样症状的其他疾病鉴别。

（一）过敏性鼻炎

起病急骤，常表现为鼻黏膜充血和分泌物增多，伴有突发的连续喷嚏、鼻痒、鼻塞、大量清涕，无发热，咳嗽较少。多由过敏因素如螨虫、灰尘、动物毛皮、低温等刺激引起。如脱离过敏源，数分钟至1～2小时内症状即消失。检查可见鼻黏膜苍白、水肿，鼻分泌物涂片可见嗜酸性粒细胞增多，皮肤针刺过敏试验可明确过敏源。

（二）流行性感冒

为流感病毒引起，可为散发，时有小规模流行，病毒发生变异时可大规模暴发。起病急，鼻咽部症状较轻，但全身症状较重，伴高热、全身酸痛和眼结膜炎症状。取患者鼻洗液中黏膜上皮细胞涂片，免疫荧光标记的流感病毒免疫血清染色，置荧光显微镜下检查，有助于诊断。近来已有快速血清PCR方法检查病毒，可供鉴别。

（三）急性气管-支气管炎

表现为咳嗽咳痰，鼻部症状较轻，血液中白细胞可升高，X线胸片常可见肺纹理增强。

（四）急性传染病前驱症状

很多病毒感染性疾病前期表现类似，如麻疹、脊髓灰质炎、脑炎、肝炎、心肌炎等病。患病初期可有鼻塞，头痛等类似症状，应予重视。如果在上呼吸道症状一周内，呼吸道症状减轻但出现新的症状，须进行必要的实验室检查，以免误诊。

八、治疗

由于目前尚无特效抗病毒药物，以对症处理为主，同时戒烟、注意休息、多饮水、保持室内空气流通和防治继发细菌感染。

（一）对症治疗

对有急性咳嗽、鼻后滴漏和咽干的患者应给予伪麻黄碱治疗以减轻鼻部充血，亦可局部滴鼻应用，必要时适当加用解热镇痛类药物。

（二）抗菌药物治疗

目前已明确普通感冒无须使用抗菌药物。除非有白细胞升高、咽部脓苔、咯黄痰和流鼻涕等细菌感染证据，可根据当地流行病学史和经验用药，可选口服青霉素、第一代头孢菌素、大环内酯类或喹诺酮类。极少需要根据病原菌选用敏感的抗菌药物。

（三）抗病毒药物治疗

由于目前有滥用造成流感病毒耐药现象，所以如无发热，免疫功能正常，发病超过 2 天一般无须应用。对于免疫缺陷患者，可早期常规使用。利巴韦林和奥司他韦有较广的抗病毒谱，对流感病毒、副流感病毒和呼吸道合胞病毒等有较强的抑制作用，可缩短病程。

（四）中药治疗

具有清热解毒和抗病毒作用的中药亦可选用，有助于改善症状，缩短病程。

九、预防

重在预防，隔离传染源有助于避免传染。加强锻炼、增强体质、生活饮食规律、改善营养。避免受凉和过度劳累，有助于降低易感性，是预防上呼吸道感染最有效的方法。年老体弱易感者应注意防护，上呼吸道感染流行时应戴口罩，避免在人多的公共场合出入。

第二节　支气管扩张症

支气管扩张症多见于儿童和青年。大多继发于急、慢性呼吸道感染和支气管阻塞后，反复发生支气管炎症、致使支气管壁结构破坏，引起支气管异常和持久性扩张。临床表现主要为慢性咳嗽、咳大量脓痰和（或）反复咯血。近年来随着急、慢性呼吸道感染的恰当治疗，其发病率有减少趋势。

一、病因和发病机制

支气管扩张的主要病因是支气管-肺组织感染和支气管阻塞。两者相互影响，促使支气管扩张的发生和发展。支气管扩张也可能是因先天发育障碍及遗传因素引起，但较少见。另有约30%支气管扩张患者病因未明，但通常弥漫性的支气管扩张发生于存在遗传、免疫或解剖缺陷的患者，如囊性纤维化、纤毛运动障碍和严重的α₁-抗胰蛋白酶缺乏。低免疫球蛋白血症、免疫缺陷、罕见的气道结构异常也可引起弥漫性疾病，如气管支气管扩张（Mounier-Kuhn 综合征），软骨缺陷（Williams-Campbell 综合征），以及变应性支气管肺曲菌病等常见疾病的少见并发症。局灶性支气管扩张可源自未进行治疗的肺炎或阻塞，例如异物或肿瘤，外源性压迫或肺叶切除后解剖移位。

所有这些疾病损伤了宿主气道清除机制和防御功能，使其清除分泌物的能力下降，易于发生感染和炎症。细菌反复感染可使充满炎性介质和病原菌黏稠液体的气道逐渐扩大、形成瘢痕和扭曲。支气管壁由于水肿、炎症和新血管形成而变厚。非结核分枝杆菌也导致患者支气管扩张。周围间质组织和肺泡的破坏导致了纤维化、肺气肿，或二者兼有。

二、病理

支气管扩张常常是位于段或亚段支气管管壁的破坏和炎性改变，受累管壁的结构，包括软骨、肌肉和弹性组织破坏被纤维组织替代。扩张的支气管内可积聚稠厚脓性分泌物，其外周气道也往往被分泌物阻塞或被纤维组织闭塞所替代。扩张的支气管包括三种不同类型。①柱状扩张：支气管呈均一管形扩张且突然在一处变细，远处的小气道往往被分泌物阻塞。②囊状扩张：扩张的支气管腔呈囊状改变，支气管末端的盲端也呈无法辨认的囊状结构。③不规则扩张：病变支气管腔呈不规则改变或呈串珠样改变。显微镜下可见支气管炎症及纤维化、支气管壁溃疡、鳞状上皮化生和黏液腺增生。病变支气管相邻的肺实质也可存在纤维化、肺气肿、支气管肺炎和肺萎陷。炎症可致支气管壁血管增多，并伴有相应支气管动脉扩张及支气管动脉和肺动脉吻合。

三、临床表现

（一）症状

（1）慢性咳嗽、大量脓痰与体位改变有关，这是由于支气管扩张部位分泌物积储，改变体位时分泌物会刺激支气管黏膜引起咳嗽和排痰。急性感染发作时，黄绿色脓痰量每日可达数百毫升。感染时将痰液收集于玻璃瓶中静置后出现分层的特征：上层为泡沫，下悬脓性成分，中层为浑浊黏液，下层为坏死组织沉淀物。引起感染的常见病原体为铜绿假单胞菌、金黄色葡萄球菌、流感嗜血杆菌、肺炎链球菌和卡他莫拉菌。

（2）反复咯血，50%～70%的患者有程度不等的咯血，从痰中带血至大量咯血，咯血量与病情严重程度、病变范围有时不一致。部分患者以反复咯血为唯一症状，临床上称为"干性支气管扩张"，其病变多位于引流良好的上叶支气管。

（3）反复肺部感染其特点是同一肺段反复发生肺炎并迁延不愈。这是由于扩张的支气管清除分泌物的功能丧失，引流差，易于反复发生感染。

（4）慢性感染中毒症状如反复感染，可出现发热、乏力、食欲减退、消瘦、贫血等，儿童可影响发育。

（二）体征

早期或干性支气管扩张可无异常肺部体征，病变重或继发感染时常可闻及下胸部、背部固定而持久的局限性粗湿啰音，有时可闻及哮鸣音，部分慢性患者伴有杵状指（趾）。出现肺气肿、肺心病等并发症时有相应体征。

四、实验检查及其他

胸部 X 线平片检查时，囊状支气管扩张的气道表现为显著的囊腔，腔内可存在气液平面。囊腔内无气液平面时，很难与大疱性肺气肿或严重肺间质病变的蜂窝肺鉴别。支气管扩张的其他表现为气道壁增厚，主要由支气管周围的炎症所致。由于受累肺实质通气不足、萎陷，扩张的气道往往聚拢，纵切面可显示为"双轨征"，横切面显示"环形阴影"。这是由于扩张的气道内充满了分泌物，管腔显像较透亮区致密，产生不透明的管道或分支的管状结构。但是这一检查对判断有无支气管扩张缺乏特异性，病变轻时影像学检查可正常。

可明确支气管扩张诊断的影像学检查为支气管造影，是经导管或支气管镜在气道表面滴注不透光的碘脂质造影剂，直接显像扩张的支气管。但由于这一技术为创伤性检查，现已被 CT 取代，后者也可在横断面上清楚地显示扩张的支气管。高分辨 CT（HRCT）的出现，进一步提高了 CT 诊断支气管扩张的敏感性。由于其无创、易重复、易被患者接受，现已成为支气管扩张的主要诊断方法。

其他检查有助于支气管扩张的直观或病因诊断。当支气管扩张呈局灶性且位于段支气管以上时，纤维支气管镜检查可发现弹坑样改变。痰液检查常显示含有丰富的中性粒细胞以及定植或感染的多种微生物。痰涂片染色以及痰细菌培养结果可指导抗生素治疗。肺功能测定可以证实由弥漫性支气管扩张或相关的阻塞性肺病导致的气流受限。

五、诊断和鉴别诊断

（一）诊断

根据反复咳脓痰、咯血的病史和既往有诱发支气管扩张的呼吸道感染病史，HRCT 显示支气管扩张的异常影像学改变，即可明确诊断为支气管扩张。纤支镜检查或局部支气管造影，可明确出血、扩张或阻塞的部位。还可经纤支镜进行局部灌洗，采取灌洗液标本进行涂片、细菌学和细胞学检查，进一步协助诊断和指导治疗。

（二）鉴别诊断

须与支气管扩张鉴别的疾病主要为慢性支气管炎、肺脓肿、肺结核、先天性肺囊肿、支气管肺癌和弥漫性泛细支气管炎等，仔细研究病史和临床表现，以及参考胸片、HRCT、纤维支气管镜和支气管造影的特征常可做出明确的鉴别诊断。下述要点对鉴别性诊断有一定参考意义。

（1）慢性支气管炎：多发生在中年以上的患者，在气候多变的冬、春季节咳嗽、咳痰明显，多为白色黏液痰，感染急性发作时可出现脓性痰，但无反复咯血史。听诊双肺可闻及散在干湿啰音。

（2）肺脓肿：起病急，有高热、咳嗽、大量脓臭痰；X 线检查可见局部浓密炎症阴影，内有空腔液平。急性肺脓肿经有效抗生素治疗后，炎症可完全吸收消退。若为慢性肺脓肿则以往多有急性肺脓肿的病史。

（3）肺结核：常有低热、盗汗、乏力、消瘦等结核毒性症状，干湿啰音多位于上肺局部，X 线胸片和痰结核菌检查可作出诊断。

（4）先天性肺囊肿：X线检查可见多个边界纤细的圆形或椭圆阴影，壁较薄，周围组织无炎症浸润。胸部CT检查和支气管造影可助诊断。

（5）弥漫性泛细支气管炎：有慢性咳嗽、咳痰、活动时呼吸困难，常伴有慢性鼻窦炎，胸片和胸部CT显示弥漫分布的小结节影，大环内酯类抗生素治疗有效。

六、治疗

（一）治疗基础疾病

对活动性肺结核伴支气管扩张应积极抗结核治疗，低免疫球蛋白血症可用免疫球蛋白替代治疗。

（二）控制感染

出现痰量及其脓性成分增加等急性感染征象时须应用抗生素。可依据痰革兰染色和痰培养指导抗生素应用，但在开始时常需给予经验治疗（如给予氨苄西林、阿莫西林或头孢克洛）。存在铜绿假单胞菌感染时，可选择口服喹诺酮类，静脉给予氨基糖苷类或第三代头孢菌素。对于慢性咳脓痰的患者，除使用短程抗生素外，还可考虑使用疗程更长的抗生素，如口服阿莫西林或吸入氨基糖苷类，或间断并规则使用单一抗生素以及轮换使用抗生素。

（三）改善气流受限

支气管舒张剂可改善气流受限，并帮助清除分泌物，伴有气道高反应及可逆性气流受限的患者常有明显疗效。

（四）清除气道分泌物

化痰药物，以及振动、拍背和体位引流等胸部物理治疗均有助于清除气道分泌物。为改善分泌物清除，应强调体位引流和雾化吸入重组脱氧核糖核酸酶、后者可通过阻断中性粒细胞释放DNA降低痰液黏度。

（五）外科治疗

如果支气管扩张为局限性，且经充分的内科治疗仍顽固反复发作者，可考虑外科手术切除病变肺组织。如果大出血来自于增生的支气管动脉、经休息和抗生素等保守治疗不能缓解反复大咯血时，病变局限者可考虑外科手术，否则采用支气管动脉栓塞术治疗。对于那些尽管采取了所有治疗仍致残的病例，条件合适者可考虑肺移植。

七、预后

取决于支气管扩张的范围和有无并发症。支气管扩张范围局限者，积极治疗可很少影响生命质量和寿命。支气管扩张范围广泛者易损害肺功能，甚至发展至呼吸衰竭，引起死亡。大咯血也可严重影响预后。

第三节　肺炎

肺炎（pneumonia）是指终末气道、肺泡和肺间质的炎症，可由病原微生物、理化因素、免疫损伤、过敏及药物所致。细菌性肺炎是最常见的肺炎，也是最常见的感染性疾病之一。在抗菌药物应用以前，细菌性肺炎对儿童及老年人的健康威胁极大，抗菌药物的出现及发展曾一度使肺炎病死率明显下降。但近年来，尽管应用强力的抗菌药物和有效的疫苗，肺炎总的病死率却不再降低，甚至有所上升。

一、流行病学

肺炎的发病率和病死率高的原因与社会人口老龄化、吸烟、伴有基础疾病和免疫功能低下有关，如慢性阻塞性肺病、心力衰竭、肿瘤、糖尿病、尿毒症、神经疾病、药瘾、嗜酒、艾滋病、久病体衰、大型手术、应用免疫抑制剂和器官移植等。此外，亦与病原体变迁、医院获得性肺炎发病率增加、病原学诊断困难、不合理使用抗菌药物导致细菌耐药性增加等有关。

二、病因、发病机制和病理

正常的呼吸道免疫防御机制（支气管内黏液-纤毛运载系统、肺泡巨噬细胞等细胞防御的完整性等）使气管隆凸以下的呼吸道保持无菌。是否发生肺炎决定于两个因素：病原体和宿主因素。如果病原体数量多，毒力强和（或）宿主呼吸道局部和全身免疫防御系统损害，即可发生肺炎。病原体可通过下列途径引起肺炎：①空气吸入；②血行播散；③邻近感染部位蔓延；④上呼吸道定植菌的误吸。肺炎还可通过误吸胃肠道的定植菌（胃食管反流）和通过人工气道吸入环境中的致病菌引起。病原体直接抵达下呼吸道后，滋生繁殖，引起肺泡毛细血管充血、水肿，肺泡内纤维蛋白渗出及细胞浸润。除了金黄色葡萄球菌、铜绿假单胞菌和肺炎克雷白杆菌等可引起肺组织的坏死性病变易形成空洞外，肺炎治愈后多不遗留瘢痕，肺的结构与功能均可恢复。

三、分类

肺炎可按解剖、病因或患病环境加以分类。

（一）解剖分类

（1）大叶性（肺泡性）肺炎病原体先在肺泡引起炎症，经肺泡间孔（Cohn 孔）向其他肺泡扩散，致使部分肺段或整个肺段、肺叶发生炎症改变。典型者表现为肺实质炎症，通常并不累及支气管，致病菌多为肺炎链球菌，X 线胸片显示肺叶或肺段的实变阴影。

（2）小叶性（支气管性）肺炎病原体经支气管入侵，引起细支气管、终末细支气管及肺泡的炎症，常继发于其他疾病，如支气管炎、支气管扩张、上呼吸道病毒感染以及长期卧床的危重患者。其病原体有肺炎链球菌、葡萄球菌、病毒、肺炎支原体以及军团菌等。支气管腔内有分泌物，故常可闻及湿性啰音，无实变的体征。X 线显示为沿肺纹理分布的不规则斑片状阴影，边缘密度浅而模糊，无实变征象，肺下叶常受累。

（3）间质性肺炎以肺间质为主的炎症，可由细菌、支原体、衣原体、病毒或肺孢子菌等引起。累及支气管壁以及支气管周围，有肺泡壁增生及间质水肿，因病变仅在肺间质，故呼吸道症状较轻，异常体征较少。X 线通常表现为一侧或双侧肺下部的不规则条索状阴影，从肺门向外伸展，可呈网状，其间可有小片肺不张阴影。

（二）病因分类

（1）细菌性肺炎如肺炎链球菌、金黄色葡萄球菌、甲型溶血性链球菌、肺炎克雷白杆菌、流感嗜血杆菌、铜绿假单胞菌肺炎等。

（2）非典型病原体所致肺炎如军团菌、支原体和衣原体等。

（3）病毒性肺炎如冠状病毒、腺病毒、呼吸道合胞病毒、流感病毒、麻疹病毒、巨细胞病毒、单纯疱疹病毒等。

（4）肺真菌病如白念珠菌、曲霉菌、隐球菌、肺孢子菌等。

（5）其他病原体所致肺炎如立克次体（如 Q 热立克次体）、弓形虫（如鼠弓形虫）、寄生虫（如肺包虫、肺吸虫、肺血吸虫）等。

（6）理化因素所致的肺炎如放射性损伤引起的放射性肺炎；胃酸吸入引起的化学性肺炎；或对吸入或内源性脂类物质产生炎症反应的类脂性肺炎等。

（三）患病环境分类

由于细菌学检查阳性率低，培养结果滞后，病因分类在临床上应用较为困难，目前多按肺炎的获得环境分成两类，有利于指导经验治疗。

（1）社区获得性肺炎（CAP）是指在医院外罹患的感染性肺实质炎症，包括具有明确潜伏期的病原体感染而在入院后平均潜伏期内发病的肺炎。

其临床诊断依据是：①新近出现的咳嗽、咳痰或原有呼吸道疾病症状加重，并出现脓性痰，伴或不伴胸痛。②发热。③肺实变体征和（或）闻及湿性啰音。④WBC$>10\times10^9$/L 或$<4\times10^9$/L，伴或不伴中性粒细胞核左移。⑤胸部 X 线检查显示片状、斑片状浸润性阴影或器质性改变，伴或不伴胸腔积液。以上 1～4 项中任何 1 项加第 5 项，除外非感染性疾病可做出诊断。CAP 常见病原体为肺炎链球菌、支原体、衣原体、流感嗜血杆菌和呼吸道病毒（甲、乙型流感病毒，腺病毒、呼吸道合胞病毒和副流感病毒）等。

（2）医院获得性肺炎（HAP）亦称医院内肺炎，是指患者入院时不存在，也不处于潜伏期，而于入院 48 小时后在医院（包括老年护理院、康复院等）内发生的肺炎。HAP 还包括呼吸机相关性肺炎（VAP）和卫生保健相关性肺炎（HCAP）。

其临床诊断依据是 X 线检查出现新的或进展的肺部浸润影加上下列三个临床征候中的两个或以上可以诊断为肺炎：①发热超过 38℃。②血白细胞增多或减少。③脓性气道分泌物。但 HAP 的临床表现、实验室和影像学检查特异性低，应注意与肺不张、心力衰竭和肺水肿、基础疾病肺侵犯、药物性肺损伤、肺栓塞和急性呼吸窘迫综合征等相鉴别。无感染高危因素患者的常见病原体依次为肺炎链球菌、流感嗜血杆菌、金黄色葡萄球菌、大肠杆菌、肺炎克雷白杆菌、不动杆菌属等；有感染高危因素患者为铜绿假单胞菌、肠杆菌属、肺炎克雷白杆菌等，金黄色葡萄球菌的感染有明显增加的趋势。

四、临床表现

细菌性肺炎的症状变化较大，可轻可重，决定于病原体和宿主的状态。常见症状为咳嗽、咳痰，或原有呼吸道症状加重，并出现脓性痰或血痰，伴或不伴胸痛。肺炎病变范围大者可有呼吸困难，呼吸窘迫。大多数患者有发热。早期肺部体征无明显异常，重症者可有呼吸频率增快，鼻翼扇动，发绀。肺实变时有典型的体征，如叩诊浊音、语颤增强和支气管呼吸音等，也可闻及湿性啰音。并发胸腔积液者，患侧胸部叩诊浊音，语颤减弱，呼吸音减弱。

五、诊断与鉴别诊断

肺炎的诊断程序包括以下步骤。

（一）确定肺炎诊断

首先，必须把肺炎与上呼吸道感染和下呼吸道感染区别开来。呼吸道感染虽然有咳嗽、咳痰和发热等症状，但各有其特点，上、下呼吸道感染无肺实质浸润，胸部 X 线检查可鉴别。其次，应把肺炎与其他类似肺炎的疾病区别开来。肺炎常须与下列疾病鉴别：

（1）肺结核多有全身中毒症状，如午后低热、盗汗、疲乏无力、体重减轻、失眠、心悸，女性患者可有月经失调或闭经等。X 线胸片见病变多在肺尖或锁骨上下，密度不匀，消散缓慢，且可形成空洞或肺内播散，痰中可找到结核分枝杆菌，一般抗菌治疗无效。

（2）肺癌多无急性感染中毒症状，有时痰中带血丝。血白细胞计数不高，若痰中发现癌细胞可以确诊。肺癌可伴发阻塞性肺炎，经抗菌药物治疗后炎症消退，肿瘤阴影渐趋明显，或可见肺门淋巴结肿大，有时出现肺不张。若经过抗菌药物治疗后肺部炎症不消散，或暂时消散后于同一部位再出现肺炎，应密切随访，对有吸烟史及年龄较大的患者，必要时进一步作 CT、MRI、纤维支气管镜和痰脱落细胞等检查，以免贻误诊断。

（3）急性肺脓肿早期临床表现与肺炎链球菌肺炎相似。但随病程进展，咳出大量脓臭痰为肺脓肿的特征。X 线显示脓腔及气液平，易与肺炎鉴别。

（4）肺血栓栓塞症多有静脉血栓的危险因素，如血栓性静脉炎、心肺疾病、创伤、手术和肿瘤等病史，可发生咯血、晕厥，呼吸困难较明显，颈静脉充盈。X 线胸片示区域性肺血管纹理减少，有时可见尖端指向肺门的楔形阴影，动脉血气分析常见低氧血症及低碳酸血症。D-二聚体、CT 肺动脉造影（CTPA）、放射性核素肺通气/灌注扫描和 MRI 等检查可帮助鉴别。

（5）非感染性肺部浸润还需排除非感染性肺部疾病，如肺间质纤维化、肺水肿、肺不张、肺嗜酸性粒细胞增多症和肺血管炎等。

（二）评估严重程度

如果肺炎的诊断成立，评价病情的严重程度对于决定在门诊或入院治疗甚或 ICU 治疗至关重要。肺炎严重性决定于三个主要因素：局部炎症程度，肺部炎症的播散和全身炎症反应程度。重症肺炎目前还没有普遍认同的诊断标准，如果肺炎患者需要通气支持（急性呼吸衰竭、气体交换严重障碍伴高碳酸血症或持续低氧血症）、循环支持（血流动力学障碍、外周低灌注）和需要加强监护和治疗（肺炎引起的脓毒症或基础疾病所致的其他器官功能障碍）可认为重症肺炎。目前许多国家制定了重症肺炎的诊断标准，虽然有所不同，但均注重肺部病变的范围、器官灌注和氧合状态。美国感染疾病学会/美国胸科学会（IDSA/ATS）几经修订，于 2007 年发表了成人 CAP 处理的共识指南，其重症肺炎标准有以下几点。主要标准：①需要有创机械通气；②感染性休克需要血管收缩剂治疗。次要标准：①呼吸频率≥30 次/分；②氧合指数（PaO_2/FiO_2）≤250；③多肺叶浸润；④意识障碍/定向障碍；⑤氮质血症（BUN≥20 mg/dL）；⑥白细胞减少（WBC<$4.0×10^9$/L）；⑦血小

板减少（血小板$<10.0×10^9/L$）；⑧低体温（$T<36℃$）；⑨低血压，需要强力的液体复苏。符合 1 项主要标准或 3 项次要标准以上者可诊断为重症肺炎，考虑收入 ICU 治疗。

（三）确定病原体

由于人类上呼吸道黏膜表面及其分泌物含有许多微生物，即所谓的正常菌群，因此，途经口咽部的下呼吸道分泌物或痰无疑极易受到污染，有慢性气道疾病如慢性支气管炎、支气管扩张、老年人和危重病患者，其呼吸道定植菌明显增加，影响痰液中致病菌的分离和判断。应用抗菌药物后可影响细菌培养结果。因此，在采集呼吸道标本行细菌培养时尽可能在抗菌药物应用前采集，避免污染，及时送检，其结果才能起到指导治疗的作用。目前常用的方法有：

（1）咳痰标本采集方便，是最常用的下呼吸道病原学标本。采集后在室温下 2 小时内送检。先直接涂片，光镜下观察细胞数量，如每低倍视野鳞状上皮细胞<10 个，白细胞$>$25 个，或鳞状上皮细胞：白细胞$<1:2.5$，可作污染相对较少的"合格"标本接种培养。痰定量培养分离的致病菌或条件致病菌浓度$≥10^7$ cfu/mL，可以认为是肺部感染的致病菌；$≤10^4$ cfu/mL，则为污染菌；介于两者之间，建议重复痰培养；如连续分离到相同细菌，浓度 $10^5\sim10^6$ cfu/mL 连续两次以上，也可认为是致病菌。

（2）经纤维支气管镜或人工气道吸引受口咽部细菌污染的机会较咳痰为少，如吸引物细菌培养其浓度$≥10^5$ cfu/mL 可认为是致病菌，低于此浓度者则多为污染菌。

（3）防污染样本毛刷（PSB）如所取标本培养细菌浓度$≥10^3$ cfu/mL，可认为是致病菌。

（4）支气管肺泡灌洗（BAL）如灌洗液培养细菌浓度$≥10^4$cfu/mL，防污染 BAL 标本细菌浓度$≥10^3$ cfu/mL，可认为是致病菌。

（5）经皮细针吸检（PFNA）和开胸肺活检两种方法所取标本检测的敏感性和特异性很好，但由于是创伤性检查，容易引起并发症，如气胸、出血等，临床一般用于对抗菌药物经验性治疗无效或其他检查不能确定者。

（6）血和胸腔积液培养肺炎患者血和痰培养分离到相同细菌，可确定为肺炎的病原菌。如仅血培养阳性，但不能用其他原因如腹腔感染、静脉导管相关性感染解释菌血症的原因，血培养的细菌也可认为是肺炎的病原菌。胸腔积液培养到的细菌则基本可认为是肺炎的致病菌。由于血或胸腔积液标本的采集均经过皮肤，故其结果须排除操作过程中皮肤细菌的污染。

（7）尿抗原试验（urinaryantigentest）包括军团菌尿抗原和肺炎链球菌尿抗原。

虽然目前有许多病原学诊断方法，仍有高达 40%～50%的社区获得性肺炎不能确定相关病原体。也没有一种方法可以确定所有的病原体，而每一种诊断检查都有其局限性。另外，标本污染，病原体的低检出率以及病原学诊断在时间上的滞后性使大多数肺部感染抗菌治疗特别是初始的抗菌治疗都是经验性的，而且相当一部分病例的抗菌治疗始终是在没有病原学诊断的情况下进行。医院获得性肺炎（如呼吸机相关性肺炎），免疫抑制宿主肺炎和对抗感染治疗无反应的重症肺炎等，仍应积极采用各种手段确定病原体，以指导临床的抗菌药物治疗，也可根据各种肺炎的临床和放射学特征估计可能的病原体。

六、治疗

抗感染治疗是肺炎治疗的最主要环节。细菌性肺炎的治疗包括经验性治疗和针对病原体治疗。前者主要根据本地区、本单位的肺炎病原体流行病学资料，选择可能覆盖病原体的抗菌药物；后者则根据呼吸道或肺组织标本的培养和药物敏感试验结果，选择体外试验敏感的抗菌药物。此外，还应该根据患者的年龄、有无基础疾病、是否有误吸、住普通病房或是重症监护病房、住院时间长短和肺炎的严重程度等，选择抗菌药物和给药途径。

青壮年和无基础疾病的社区获得性肺炎患者，常用青霉素类、第一代头孢菌素等。由于我国肺炎链球菌对大环内酯类抗菌药物耐药率高，故对该菌所致的肺炎不单独使用大环内酯类抗菌药物治疗，对耐药肺炎链球菌可使用对呼吸系感染有特效的氟喹诺酮类（莫西沙星、吉米沙星和左氧氟沙星）。老年人、有基础疾病或需要住院的社区获得性肺炎，常用氟喹诺酮类、第二、三代头孢菌素、β-内酰胺类/β-内酰胺酶抑制剂，或厄他培南，可联合大环内酯类。医院获得性肺炎常用第二、三代头孢菌素、β-内酰胺类/β-内酰胺酶抑制剂、氟喹诺酮类或碳青霉烯类。

重症肺炎的治疗首先应选择广谱的强力抗菌药物，并应足量、联合用药。因为初始经验性治疗不足或不合理，或而后根据病原学结果调整抗菌药物，其病死率均明显高于初始治疗正确者。重症社区获得性肺炎常用β-内酰胺类联合大环内酯类或氟喹诺酮类；青霉素过敏者用氟喹诺酮类和氨曲南。医院获得性肺炎可用氟喹诺酮类或氨基糖苷类联合抗假单胞菌的β-内酰胺类、广谱青霉素/β-内酰胺酶抑制剂、碳青霉烯类的任何一种，必要时可联合万古霉素、替考拉宁或利奈唑胺。

肺炎的抗菌药物治疗应尽早进行，一旦怀疑为肺炎即马上给予首剂抗菌药物。病情稳定后可从静脉途径转为口服治疗。肺炎抗菌药物疗程至少 5 天，大多数者需要 7～10 天或更长疗程，如体温正常 48～72 小时，无肺炎任何一项临床不稳定征象可停用抗菌药物。肺炎临床稳定标准为：①T≤37.8℃；②心率≤100 次/分；③呼吸频率≤24 次/分；④血压，收缩压≥90 mmHg；⑤呼吸室内空气条件下动脉血氧饱和度≥90%或 PaO_2≥60 mmHg；⑥能够口服进食；⑦精神状态正常。

抗菌药物治疗后 48～72 小时应对病情进行评价，治疗有效表现体温下降、症状改善、临床状态稳定、白细胞逐渐降低或恢复正常，而 X 线胸片病灶吸收较迟。如 72 小时后症状无改善，其原因可能有：①药物未能覆盖致病菌，或细菌耐药。②特殊病原体感染如结核分枝杆菌、真菌、病毒等。③出现并发症或存在影响疗效的宿主因素（如免疫抑制）。④非感染性疾病误诊为肺炎。⑤药物热。需仔细分析，做必要的检查，进行相应处理。

七、预防

加强体育锻炼，增强体质。减少危险因素如吸烟、酗酒。年龄大于 65 岁者可注射流感疫苗。对年龄大于 65 岁或不足 65 岁，但有心血管、肺疾病、糖尿病、酗酒、肝硬化和免疫抑制者（如 HIV 感染、肾衰竭、器官移植受者等）可注射肺炎疫苗。

第四节　传染性非典型肺炎

传染性非典型肺炎是由 SARS 冠状病毒（SARS-CoV）引起的一种具有明显传染性、可累及多个器官系统的特殊肺炎，世界卫生组织（WHO）将其命名为严重急性呼吸综合征（SARS）。其主要临床特征为急性起病、发热、干咳、呼吸困难，白细胞不高或降低、肺部浸润和抗菌药物治疗无效。人群普遍易感，呈家庭和医院聚集性发病，且多见于青壮年，儿童感染率较低。

一、病原体

WHO 把从 SARS 患者分离出来的病原体命名为 SARS 冠状病毒（SARS-CoV），简称 SARS 病毒（SARSvirus）。SARS 病毒和其他人类及动物已知的冠状病毒相比较，基因序列分析数据显示 SARS 病毒并非已知的冠状病毒之间新近发生的基因重组所产生，而是一种全新的冠状病毒，与目前已知的三群冠状病毒均有区别，可被归为第四群。SARS 病毒在环境中较其他已知的人类冠状病毒稳定，室温 24℃下病毒在尿液里至少可存活 10 天，在痰液中和腹泻患者的粪便中能存活 5 天以上，在血液中可存活 15 天。但病毒暴露在常用的消毒剂和固定剂中即可失去感染性，56℃以上 90 分钟可以杀死病毒。

二、发病机制和病理

SARS 病毒通过短距离飞沫、气溶胶或接触污染的物品传播。发病机制未明，推测 SARS 病毒通过其表面蛋白与肺泡上皮等细胞上的相应受体结合，导致肺炎的发生。病理改变主要显示弥漫性肺泡损伤和炎症细胞浸润，早期的特征是肺水肿、纤维素渗出、透明膜形成、脱屑性肺炎及灶性肺出血等病变；机化期可见到肺泡内含细胞性的纤维黏液样渗出物及肺泡间隔的成纤维细胞增生，仅部分病例出现明显的纤维增生，导致肺纤维化甚至硬化。

三、临床表现

潜伏期 2～10 天。起病急骤，多以发热为首发症状，体温大于 38℃，可有寒战、咳嗽、少痰，偶有血丝痰，心悸、呼吸困难或呼吸窘迫。可伴有肌肉关节酸痛、头痛、乏力和腹泻。患者多无上呼吸道卡他症状。肺部体征不明显，部分患者可闻及少许湿啰音，或有肺实变体征。

四、实验室和其他检查

外周血白细胞计数一般不升高，或降低，常有淋巴细胞减少，可有血小板降低。部分患者血清转氨酶、乳酸脱氢酶等升高。

胸部 X 线检查早期可无异常，一般 1 周内逐渐出现肺纹理粗乱的间质性改变、斑片状或片状渗出影，典型的改变为磨玻璃影及肺实变影。可在 2～3 天内波及一侧肺野或两肺，约半数波及双肺。病灶多在中下叶并呈外周分布。少数出现气胸和纵隔气肿。CT 还可见小叶内间隔和小叶间隔增厚（碎石路样改变）、细支气管扩张和少量胸腔积液。病变后期部分患者肺部有纤维化改变。

病原诊断早期可用鼻咽部冲洗/吸引物、血、尿、便等标本行病毒分离和聚合酶链反应（PCR）。平行检测进展期和恢复期双份血清 SARS 病毒特异性 IgM、IgG 抗体，抗体阳转出现 4 倍或以上升高，有助于诊断和鉴别诊断。常用免疫荧光抗体法（IFA）和酶联免疫吸附法（ELISA）检测。

五、诊断

有与 SARS 患者接触或传染给他人的病史，起病急、高热、有呼吸道和全身症状，血白细胞正常或降低，有胸部影像学变化，配合 SARS 病原学检测阳性，排除其他表现类似的疾病，可以做出 SARS 的诊断。但须与其他感染性和非感染性肺部病变鉴别，尤其注意与流感鉴别。

六、治疗

一般性治疗和抗病毒治疗请参阅本节病毒性肺炎。重症患者可酌情使用糖皮质激素，具体剂量及疗程应根据病情而定，甲泼尼龙一般剂量为（2～4 mg）/（kg·d），连用 2～3

周，并应密切注意糖皮质激素的不良反应和 SARS 的并发症。对出现低氧血症患者，可使用无创机械通气，应持续使用直至病情缓解，如效果不佳或出现 ARDS，应及时进行有创机械通气治疗。注意器官功能的支持治疗，一旦出现休克或多器官功能障碍综合征，应予相应治疗。

第五节 肺脓肿

肺脓肿是肺组织坏死形成的脓腔。临床特征为高热、咳嗽和咳大量脓臭痰。胸部 X 线显示一个或多发的含气液平的空洞，如多个直径小于 2 cm 的空洞则称为坏死性肺炎。本病男多于女。自抗菌药物广泛使用以来，发病率已明显降低。

一、病因和发病机制

病原体常为上呼吸道、口腔的定植菌，包括需氧、厌氧和兼性厌氧菌。90%肺脓肿患者合并有厌氧菌感染，毒力较强的厌氧菌在部分患者可单独致病。常见的其他病原体包括金黄色葡萄球菌、化脓性链球菌、肺炎克雷白杆菌和铜绿假单胞菌。大肠埃希菌和流感嗜血杆菌也可引起坏死性肺炎。根据感染途径，肺脓肿可分为以下类型：

（一）吸入性肺脓肿

病原体经口、鼻、咽腔吸入致病。正常情况下，吸入物经气道黏液-纤毛运载系统、咳嗽反射和肺巨噬细胞可迅速清除。但当有意识障碍如在麻醉、醉酒、药物过量、癫痫、脑血管意外时，或由于受寒、极度疲劳等诱因，全身免疫力与气道防御清除功能降低，吸入的病原菌可致病。此外，还可由于鼻窦炎、牙槽脓肿等脓性分泌物被吸入致病。脓肿常为单发，其部位与支气管解剖和体位有关。由于右主支气管较陡直，且管径较粗大，吸入物易进入右肺。仰卧位时，好发于上叶后段或下叶背段；坐位时好发于下叶后基底段；右侧卧位时，则好发于右上叶前段或后段。其病原体多为厌氧菌。

（二）继发性肺脓肿

某些细菌性肺炎，如金黄色葡萄球菌、铜绿假单胞菌和肺炎克雷白杆菌肺炎等，以及支气管扩张、支气管囊肿、支气管肺癌、肺结核空洞等继发感染可导致继发性肺脓肿。支气管异物阻塞，也是导致肺脓肿特别是小儿肺脓肿的重要因素。肺部邻近器官化脓性病变，如膈下脓肿、肾周围脓肿、脊柱脓肿或食管穿孔等波及肺也可引起肺脓肿。阿米巴肝脓肿好发于右肝顶部，易穿破膈肌至右肺下叶，形成阿米巴肺脓肿。

（三）血源性肺脓肿

因皮肤外伤感染、疖、痈、中耳炎或骨髓炎等所致的菌血症，菌栓经血行播散到肺，引起小血管栓塞、炎症和坏死而形成肺脓肿。静脉吸毒者如有右心细菌性心内炎，三尖瓣赘生物脱落阻塞肺小血管形成肺脓肿，常为两肺外野的多发性脓肿。致病菌以金黄色葡萄球菌、表皮葡萄球菌及链球菌为常见。

二、病理

感染物阻塞细支气管，小血管炎性栓塞，致病菌繁殖引起肺组织化脓性炎症、坏死，形成肺脓肿，继而坏死组织液化破溃到支气管，脓液部分排出，形成有气液平的脓腔，空洞壁表面常见残留坏死组织。病变有向周围扩展的倾向，甚至超越叶间裂波及邻接的肺段。若脓肿靠近胸膜，可发生局限性纤维蛋白性胸膜炎，发生胸膜粘连；如为张力性脓肿，破溃到胸膜腔，则可形成脓胸、脓气胸或支气管胸膜瘘。肺脓肿可完全吸收或仅剩少量纤维瘢痕。

如急性肺脓肿治疗不彻底，或支气管引流不畅，易导致大量坏死组织残留脓腔，炎症迁延3个月以上则称为慢性肺脓肿。脓腔壁成纤维细胞增生，肉芽组织使脓腔壁增厚，并可累及周围细支气管，致其变形或扩张。

三、临床表现

（一）症状

吸入性肺脓肿患者多有齿、口、咽喉的感染灶，或手术、醉酒、劳累、受凉和脑血管病等病史。急性起病，畏寒、高热，体温达 39～40℃，伴有咳嗽、咳黏液痰或黏液脓性痰。炎症累及壁层胸膜可引起胸痛，且与呼吸有关。病变范围大时可出现气促。此外还有精神不振、全身乏力、食欲减退等全身中毒症状。如感染不能及时控制，可于发病的 10～14 天，突然咳出大量脓臭痰及坏死组织，每日可达 300～500 mL，静置后可分成 3 层。约有 1/3 患者有不同程度的咯血，偶有中、大量咯血而突然窒息致死。一般在咳出大量脓痰后，体温明显下降，全身毒性症状随之减轻，数周内一般情况逐渐恢复正常。肺脓肿破溃到胸膜腔，可出现突发性胸痛、气急，出现脓气胸。部分患者缓慢发病，仅有一般的呼吸道感染症状。

血源性肺脓肿多先有原发病灶引起的畏寒、高热等全身脓毒症的表现。经数日或数周后才出现咳嗽、咳痰，痰量不多，极少咯血。

慢性肺脓肿患者常有咳嗽、咳脓痰、反复发热和咯血，持续数周到数月。可有贫血、消瘦等慢性中毒症状。

（二）体征

肺部体征与肺脓肿的大小和部位有关。初起时肺部可无阳性体征，或患侧可闻及湿啰音；病变继续发展，可出现肺实变体征，可闻及支气管呼吸音；肺脓腔增大时，可出现空瓮音；病变累及胸膜可闻及胸膜摩擦音或呈现胸腔积液体征。血源性肺脓肿大多无阳性体征。慢性肺脓肿常有杵状指（趾）。

四、实验室和其他检查

急性肺脓肿血白细胞总数达（20～30）×10⁹/L，中性粒细胞在 90%以上，细胞核明显左移，常有毒性颗粒。慢性患者的血液中的白细胞可稍升高或正常，红细胞和血红蛋白减少。

（一）细菌学检查

痰涂片革兰染色，痰、胸腔积液和血液培养包括需氧和厌氧培养，以及抗菌药物敏感试验，有助于确定病原体和选择有效的抗菌药物。尤其是胸腔积液和血液培养阳性时对病原体的诊断价值更大。

（二）X线检查

早期的炎症在X线表现为大片浓密模糊浸润阴影，边缘不清，或为团片状浓密阴影，分布在一个或数个肺段。在肺组织坏死、肺脓肿形成后，脓液经支气管排出，脓腔出现圆形透亮区及气液平面，其四周被浓密炎症浸润所环绕。脓腔内壁光整或略有不规则。经脓液引流和抗菌药物治疗后，肺脓肿周围炎症先吸收，逐渐缩小至脓腔消失，最后仅残留纤维条索阴影。慢性肺脓肿脓腔壁增厚，内壁不规则，有时呈多房性，周围有纤维组织增生及邻近胸膜增厚，肺叶收缩，纵隔可向患侧移位。并发脓胸时，患侧胸部呈大片浓密阴影。若伴发气胸可见气液平面。结合侧位X线检查可明确肺脓肿的部位及范围大小。

血源性肺脓肿，病灶分布在一侧或两侧，呈散在局限炎症，或边缘整齐的球形病灶，中央有小脓腔和气液平。炎症吸收后，亦可能有局灶性纤维化或小气囊后遗阴影。

CT则能更准确定位及区别肺脓肿和有气液平的局限性脓胸，发现体积较小的脓肿和葡萄球菌肺炎引起的肺气囊，并有助于作体位引流和外科手术治疗。

（三）纤维支气管镜检查

有助于明确病因和病原学诊断，并可用于治疗。如有气道内异物，可取出异物使气道引流通畅。疑为肿瘤阻塞，则可取病理标本。还可取痰液标本行需氧和厌氧菌培养。可经纤维支气管镜插入导管，尽量接近或进入脓腔，吸引脓液、冲洗支气管及注入抗菌药物，以提高疗效与缩短病程。

五、诊断和鉴别诊断

对有口腔手术、昏迷呕吐或异物吸入后，突发畏寒、高热、咳嗽和咳大量脓臭痰等病史的患者，其血液中的白细胞总数及中性粒细胞显著增高，X线示浓密的炎性阴影中有空腔、气液平面，做出急性肺脓肿的诊断并不困难。有皮肤创伤感染、疖、痈等化脓性病灶，或静脉吸毒者患心内膜炎，出现发热不退、咳嗽、咳痰等症状，X线胸片示两肺多发性肺脓肿，可诊断为血源性肺脓肿。痰、血培养，包括厌氧菌培养以及抗菌药物敏感试验，对确定病因诊断和抗菌药物的选用有重要价值。肺脓肿应与下列疾病相鉴别。

（一）细菌性肺炎

早期肺脓肿与细菌性肺炎在症状和 X 线胸片表现很相似，但常见的肺炎链球菌肺炎多伴有口唇疱疹、铁锈色痰而无大量脓臭痰，X 线胸片示肺叶或段性实变或呈片状淡薄炎症病变，边缘模糊不清，没有空洞形成。当用抗菌药物治疗后仍高热不退，咳嗽、咳痰加剧并咳出大量脓痰时应考虑为肺脓肿。

（二）空洞性肺结核继发感染

空洞性肺结核是一种慢性病，起病缓慢，病程长，可有长期咳嗽、午后低热、乏力、盗汗，食欲减退或有反复咯血。X 线胸片显示空洞壁较厚，一般无气液平面，空洞周围炎性病变较少，常伴有条索、斑点及结节状病灶，或肺内其他部位的结核播散灶，痰中可找到结核分枝杆菌。当合并肺部感染时，可出现急性感染症状和咳大量脓臭痰，且由于化脓性细菌大量繁殖，痰中难以找到结核杆菌，此时要详细询问病史。如一时不能鉴别，可按急性肺脓肿治疗，控制急性感染后，胸片可显示纤维空洞及周围多形性的结核病变，痰结核分枝杆菌可阳转。

（三）支气管肺癌

支气管肺癌阻塞支气管常引起远端肺化脓性感染，但形成肺脓肿的病程相对较长，因有一个逐渐阻塞的过程，毒性症状多不明显，脓痰量亦较少。阻塞性感染由于支气管引流不畅，抗菌药物效果不佳。因此对年龄 40 岁以上出现肺同一部位反复感染，且抗菌药物疗效差的患者，要考虑支气管肺癌引起阻塞性肺炎的可能，可送痰液寻找癌细胞和纤维支气管镜检查，以明确诊断。肺鳞癌也可发生坏死液化，形成空洞，但一般无毒性或急性感染症状，X 线胸片示空洞壁较厚，多呈偏心空洞，残留的肿瘤组织使内壁凹凸不平，空洞周围有少许炎症浸润，肺门淋巴结可有肿大，故不难与肺脓肿区分。

（四）肺囊肿继发感染

肺囊肿继发感染时，囊肿内可见气液平，周围炎症反应轻，无明显中毒症状和脓痰。如有以往的 X 线胸片作对照，更容易鉴别。

六、治疗

治疗原则是抗菌药物治疗和脓液引流。

（一）抗菌药物治疗

吸入性肺脓肿多为厌氧菌感染，一般均对青霉素敏感，仅脆弱拟杆菌对青霉素不敏感，但对林可霉素、克林霉素和甲硝唑敏感。可根据病情严重程度决定青霉素剂量，轻度者 120 万～240 万 U/d，病情严重者可用 1000 万 U/d 分次静脉滴注，以提高坏死组织中的药物浓度。体温一般在治疗 3～10 天内降至正常，然后可改为肌内注射。如青霉素疗效不佳，可用林可霉素 1.8～3.0 g/d 分次静脉滴注，或克林霉素 0.6～1.8 g/d，或甲硝唑 0.4 g，每日 3 次口服或静脉滴注。

血源性肺脓肿多为葡萄球菌和链球菌感染，可选用耐β-内酰胺酶的青霉素或头孢菌素。如为耐甲氧西林的葡萄球菌，应选用万古霉素或替考拉宁。

如为阿米巴原虫感染，则用甲硝唑治疗。如为革兰阴性杆菌，则可选用第二代或第三代头孢菌素、氟喹诺酮类，可联合应用氨基糖苷类抗菌药物。

抗菌药物疗程 8～12 周，直至 X 线胸片脓腔和炎症消失，或仅有少量的残留纤维化。

（二）脓液引流

是提高疗效的有效措施。痰黏稠不易咳出者可用祛痰药或雾化吸入生理盐水、祛痰药或支气管舒张剂以利痰液引流。身体状况较好者可采取体位引流排痰，引流的体位应使脓肿处于最高位，每日 2～3 次，每次 10～15 分钟。经纤维支气管镜冲洗及吸引也是引流的有效方法。

（三）手术治疗

适应证为：

（1）肺脓肿病程超过 3 个月，经内科治疗脓腔不缩小，或脓腔过大（5 cm 以上）估计不易闭合者。

（2）大咯血经内科治疗无效或危及生命。

（3）伴有支气管胸膜瘘或脓胸经抽吸、引流和冲洗疗效不佳者。

（4）支气管阻塞限制了气道引流，如肺癌。对病情重不能耐受手术者，可经胸壁插入导管到脓腔进行引流。术前应评价患者一般情况和肺功能。

七、预防

要重视口腔、上呼吸道慢性感染病灶如龋齿、化脓性扁桃体炎、鼻窦炎、牙龈脓肿等的治疗。口腔和胸腹手术前应注意保持口腔清洁，手术中注意清除口腔和上呼吸道血块的分泌物，鼓励患者咳嗽，及时取出呼吸道异物，保持呼吸道引流通畅。昏迷患者更要注意口腔清洁，合并肺炎应及时使用抗菌药物治疗。

第七章　循环系统疾病

第一节　慢性心力衰竭

一、流行病学

慢性心力衰竭（CHF）是大多数心血管疾病的最终归宿，也是最主要的死亡原因。根据我国2003年的抽样统计成人心衰患病率为0.9%；据美国心脏病学会（AHA）2005年的统计报告，全美约有500万心衰患者，心衰的年增长数为55万。

引起CHF的基础心脏病的构成比，我国过去以风湿性心脏病为主，但近年来其所占比例已趋下降而高血压、冠心病的比例明显上升。如据上海市的一项统计1980年CHF的病因，风湿性心脏病为46.8%占首位，至2000年仅为8.9%退居第三位，而冠心病、高血压病已跃居第一、二位。

二、临床表现

临床上左心衰竭最为常见，单纯右心衰竭较少见。左心衰竭后继发右心衰竭而致全心衰者，以及由于严重广泛心肌疾病同时波及左、右心而发生全心衰者临床上更为多见。

（一）左心衰竭

以肺瘀血及心输出量降低表现为主。

1.症状

（1）程度不同的呼吸困难。

①劳力性呼吸困难：是左心衰竭最早出现的症状，系因运动使回心血量增加，左房压力升高，加重了肺瘀血。引起呼吸困难的运动量随心衰程度加重而减少。

②端坐呼吸：肺瘀血达到一定的程度时，患者不能平卧，因平卧时回心血量增多且横

膈上抬，呼吸更为困难。高枕卧位、半卧位甚至端坐时方可使憋气好转。

③夜间阵发性呼吸困难：患者已入睡后突然因憋气而惊醒，被迫采取坐位，呼吸深快，重者可有哮鸣音，称之为"心源性哮喘"。大多于端坐休息后可自行缓解。其发生机制除因睡眠平卧血液重新分配使肺血量增加外，夜间迷走神经张力增加，小支气管收缩，横膈高位，肺活量减少等也是促发因素。

④急性肺水肿：是"心源性哮喘"的进一步发展，是左心衰呼吸困难最严重的形式。

（2）咳嗽、咳痰、咯血：咳嗽、咳痰是肺泡和支气管黏膜瘀血所致，开始常于夜间发生，坐位或立位时咳嗽可减轻，白色浆液性泡沫状痰为其特点。偶可见痰中带血丝。长期慢性瘀血肺静脉压力升高，导致肺循环和支气管血液循环之间形成侧支，在支气管黏膜下形成扩张的血管，此种血管一旦破裂可引起大咯血。

（3）乏力、疲倦、头晕、心悸：这些是心输出量不足，器官、组织灌注不足及代偿性心率加快所致的主要症状。

（4）少尿及肾功能损害症状：严重的左心衰竭血液进行再分配时，首先是肾的血流量明显减少，患者可出现少尿。长期慢性的肾血流量减少可出现血尿素氮、肌酐升高并可有肾功能不全的相应症状。

2.体征

（1）肺部湿性啰音：由于肺毛细血管压增高，液体可渗出到肺泡而出现湿性啰音。随着病情的由轻到重，肺部啰音可从局限于肺底部直至全肺。患者如取侧卧位则下垂的一侧啰音较多。

（2）心脏体征：除基础心脏病的固有体征外，慢性左心衰的患者一般均有心脏扩大（单纯舒张性心衰除外）、肺动脉瓣区第二心音亢进及舒张期奔马律。

（二）右心衰竭

以体静脉瘀血的表现为主。

1.症状

（1）消化道症状：胃肠道及肝脏瘀血引起腹胀、食欲不振、恶心、呕吐等是右心衰最常见的症状。

（2）劳力性呼吸困难：继发于左心衰的右心衰呼吸困难业已存在。单纯性右心衰为分流性先天性心脏病或肺部疾病所致，也均有明显的呼吸困难。

2.体征

（1）水肿：体静脉压力升高使皮肤等软组织出现水肿，其特征为首先出现于身体最低垂的部位，常为对称性可压陷性。胸腔积液也是因体静脉压力增高所致，因胸膜静脉还有一部分回流到肺静脉，所以胸腔积液更多见于同时有左、右心衰时，以双侧多见，如为单侧则以右侧更为多见，可能与右膈下肝瘀血有关。

（2）颈静脉征：颈静脉搏动增强、充盈、怒张是右心衰时的主要体征，肝颈静脉反流征阳性则更具特征性。

（3）肝脏肿大：肝脏因瘀血肿大常伴压痛，持续慢性右心衰可致心源性肝硬化，晚期可出现黄疸、肝功能受损及大量腹腔积液。

（4）心脏体征：除基础心脏病的相应体征之外，右心衰时可因右心室显著扩大而出现三尖瓣关闭不全的反流性杂音。

（三）全心衰竭

右心衰继发于左心衰而形成的全心衰，当右心衰出现之后，右心输出量减少，因此阵发性呼吸困难等肺瘀血症状反而有所减轻。扩张型心肌病等表现为左、右心室同时衰竭者，肺瘀血症状往往不很严重，左心衰的表现主要为心输出量减少的相关症状和体征。

三、实验室检查

（一）X线检查

（1）心影大小及外形为心脏病的病因诊断提供重要的参考资料，根据心脏扩大的程度和动态改变也间接反映心脏功能状态。

（2）肺瘀血的有无及其程度直接反映心功能状态。早期肺静脉压增高时，主要表现为肺门血管影增强，上肺血管影增多与下肺纹理密度相仿，甚至多于下肺。

由于肺动脉压力增高可见右下肺动脉增宽，进一步出现间质性肺水肿可使肺野模糊，KerleyB 线是在肺野外侧清晰可见的水平线状影，是肺小叶间隔内积液的表现，是慢性肺瘀血的特征性表现。

急性肺泡性肺水肿时肺门呈蝴蝶状，肺野可见大片融合的阴影。

（二）超声心动图

（1）比 X 线更准确地提供各心腔大小变化及心瓣膜结构及功能情况。

（2）估计心脏功能。

①收缩功能：以收缩末及舒张末的容量差计算左室射血分数（LVEF 值），虽不够精确，但方便实用。正常 LVEF 值>50%，LVEF≤40%为收缩期心力衰竭的诊断标准。

②舒张功能：超声多普勒是临床上最实用的判断舒张功能的方法，心动周期中舒张早期心室充盈速度最大值为 E 峰，舒张晚期（心房收缩）心室充盈最大值为 A 峰，E/A 为两者之比值。正常人 E/A 值不应小于 1.2，中青年应更大。舒张功能不全时，E 峰下降，A 峰增高，E/A 比值降低。如同时记录心音图则可测定心室等容舒张期时间（C-D 值），它反映心室主动的舒张功能。

（三）放射性核素检查

放射性核素心血池显影，除有助于判断心室腔大小外，以收缩末期和舒张末期的心室影像的差别计算 EF 值，同时还可通过记录放射活性-时间曲线计算左心室最大充盈速率以反映心脏舒张功能。

（四）心-肺吸氧运动试验

在运动状态下测定患者对运动的耐受量，更能说明心脏的功能状态。本试验仅适用于慢性稳定性心衰患者。运动时肌肉的需氧量增高，需要心输出量相应增加。正常人每增加 $100 \ mL/(min \cdot m^2)$ 的耗氧量，心输出量需增加 $600 \ mL/(min \cdot m^2)$。当患者的心输出量不能满足运动时的需要，肌肉组织就需要从流经它的单位容积的血液中提取更多的氧，结果使动-静脉血氧差值增大。在氧供应绝对不足时，即出现无氧代谢，乳酸增加，呼气中 CO_2 含量增加。进行心-肺吸氧运动试验时，求得两个数据：

（1）最大耗氧量［VO$_2$max，单位：ml/（min·kg）］即运动量虽继续增加，耗氧量已达峰值不再增加时的值，表明此时心输出量已不能按需要继续增加。心功能正常时，此值应＞20，轻至中度心功能受损时为16～20，中至重度损害时为10～15，极重损害时则＜10。

（2）无氧阈值即呼气中的CO$_2$的增长超过了氧耗量的增长，标志着无氧代谢的出现，以开始出现两者增加不成比例时的氧耗量作为代表值，故此值愈低说明心功能愈差。

（五）有创性血流动力学检查

对急性重症心力衰竭患者必要时采用漂浮导管在床边进行，经静脉插管直至肺小动脉，测定各部位的压力及血液含氧量，计算心脏指数（CI）及肺小动脉楔压（PCWP），直接反映左心功能，正常时CI＞2.5 L/（min·m^2）；PCWP＜12 mmHg。

四、诊断和鉴别诊断

（一）诊断

心力衰竭的诊断是综合病因、病史、症状、体征及客观检查而做出的。首先应有明确的器质性心脏病的诊断。心衰的症状体征是诊断心衰的重要依据。疲乏、无力等由于心输出量减少的症状无特异性，诊断价值不大，而左心衰竭的肺瘀血引起不同程度的呼吸困难，右心衰竭的体循环瘀血引起的颈静脉怒张、肝大、水肿等是诊断心衰的重要依据。

（二）鉴别诊断

心力衰竭主要应与以下疾病相鉴别。

（1）支气管哮喘左心衰竭夜间阵发性呼吸困难，常称之为"心源性哮喘"应与支气管哮喘相鉴别。前者多见于老年人有高血压或慢性心瓣膜病史，后者多见于青少年有过敏史；前者发作时必须坐起，重症者肺部有干湿性啰音，甚至咳粉红色泡沫痰，后者发作时双肺可闻及典型哮鸣音，咳出白色黏痰后呼吸困难常可缓解。测定血浆BNP水平对鉴别心源性和支气管性哮喘有较重要的参考价值。

（2）心包积液、缩窄性心包炎时，由于腔静脉回流受阻同样可以引起颈静脉怒张、肝大、下肢水肿等表现，应根据病史、心脏及周围血管体征进行鉴别，超声心动图检查可得以确诊。

（3）肝硬化腹腔积液伴下肢水肿应与慢性右心衰竭鉴别，除基础心脏病体征有助于鉴别外，非心源性肝硬化不会出现颈静脉怒张等上腔静脉回流受阻的体征。

五、治疗

（一）治疗原则和目的

从建立心衰分期的观念出发，心衰的治疗应包括防止和延缓心衰的发生；缓解临床心衰患者的症状，改善其长期预后和降低死亡率。为此，必须从长计议，采取综合治疗措施，包括对各种可导致心功能受损的危险因素如冠心病、高血压、糖尿病的早期治疗；调节心力衰竭的代偿机制，减少其负面效应如拮抗神经体液因子的过分激活，阻止心肌重塑的进展；对临床心衰患者，除缓解症状外，还应达到以下目的：①提高运动耐量，改善生活质量；②阻止或延缓心肌损害进一步加重；③降低死亡率。

（二）治疗方法

1.病因治疗

（1）基本病因的治疗：对所有有可能导致心脏功能受损的常见疾病如高血压、冠心病、糖尿病、代谢综合征等，在尚未造成心脏器质性改变前即应早期进行有效的治疗。如控制高血压、糖尿病等，目前已不困难；药物、介入及手术治疗改善冠心病心肌缺血；慢性心瓣膜病以及先天畸形的介入或换瓣、纠治手术等，均应在出现临床心衰症状前进行。对于少数病因未明的疾病如原发性扩张型心肌病等亦应早期干预，从病理生理层面延缓心室重塑过程。病因治疗的最大障碍是发现和治疗过晚，很多患者常满足于短期治疗缓解症状，拖延时日终至发展为严重的心力衰竭不能耐受手术而失去了治疗的时机。

（2）消除诱因：常见的诱因为感染，特别是呼吸道感染，应积极选用适当的抗菌药物治疗。对于发热持续1周以上者应警惕感染性心内膜炎的可能性。心律失常特别是心房颤动也是诱发心力衰竭的常见原因，对心室率很快的心房颤动应尽快控制心室率，如有可能应及时复律。潜在的甲状腺功能亢进、贫血等也可能是心力衰竭加重的原因，应注意检查并予以纠正。

2.一般治疗

（1）休息：控制体力活动，避免精神刺激，降低心脏的负荷，有利于心功能的恢复。但长期卧床易发生静脉血栓形成甚至肺栓塞，同时使消化功能减低，肌肉萎缩。因此，应鼓励心衰患者主动运动，根据病情轻重不同，从床边小坐开始逐步增加症状限制性有氧运动，如散步等。

（2）控制钠盐摄入：心衰患者血容量增加，且体内水钠潴留，因此减少钠盐的摄入有利于减轻水肿等症状，但应注意在应用强效排钠利尿剂时，过分严格限盐可导致低钠血症。

3.药物治疗

（1）利尿剂的应用。利尿剂是心力衰竭治疗中最常用的药物，通过排钠排水减轻心脏的容量负荷，对缓解瘀血症状，减轻水肿有十分显著的效果。对慢性心衰患者原则上利尿剂应长期维持，水肿消失后，应以最小剂量（如氢氯噻嗪 25 mg，隔日 1 次）无限期使用，这种用法不必加用钾盐。但是不能将利尿剂作单一治疗。常用的利尿剂有以下几种。

①噻嗪类利尿剂：以氢氯噻嗪（双氢克尿塞）为代表，作用于肾远曲小管，抑制钠的再吸收。由于钠-钾交换机制也使钾的吸收降低。噻嗪类为中效利尿剂，轻度心力衰竭可首选此药，开始 25 mg 每日 1 次，逐渐加量。对较重的患者用量可增至每日 75~100 mg 分 2～3 次服用，同时补充钾盐，否则可因低血钾导致各种心律失常。噻嗪类利尿剂可抑制尿酸的排泄，引起高尿酸血症，长期大剂量应用还可干扰糖及胆固醇代谢，应注意监测。

②袢利尿剂：以呋塞米（速尿）为代表，作用于亨利（Henle）袢的升支，在排钠的同时排钾，为强效利尿剂。口服用 20 mg，2～4 小时达高峰。对重度慢性心力衰竭者用量可增至 100 mg，每日 2 次。效果仍不佳者可用静脉注射，每次用量 100 mg，每日 2 次。更大剂量不能收到更好的利尿效果。低血钾是这类利尿剂的主要副作用，必须注意补钾。

③保钾利尿剂：常用的有三类。a.螺内酯（安体舒通），作用于肾远曲小管，干扰醛固酮的作用，使钾离子吸收增加，同时排钠利尿，但利尿效果不强。在与噻嗪类或袢利尿剂合用时能加强利尿并减少钾的丢失，一般用 20 mg，每日 3 次。b.氨苯蝶啶，直接作用于肾

远曲小管，排钠保钾，利尿作用不强。常与排钾利尿剂合用，起到保钾作用，一般 50～100 mg，每日 2 次。c.阿米洛利（amiloride），作用机制与氨苯蝶啶相似，利尿作用较强而保钾作用较弱，可单独用于轻型心衰的患者，5～10 mg，每日 2 次。保钾利尿剂，可能产生高钾血症。一般与排钾利尿剂联合应用时，发生高血钾的可能性较小。

电解质紊乱是长期使用利尿剂最容易出现的副作用，特别是高血钾或低血钾均可导致严重后果，应注意监测。血管紧张素转换酶抑制剂、血管紧张素受体阻滞剂等有较强的保钾作用，与不同类型利尿剂合用时应特别注意监测血钾变化。对于血钠过低者应谨慎区别是由于血液稀释还是体内钠不足。前者常为难治性水肿，患者水钠均有潴留，而水的潴留更多。患者尿少而比重低，严重者可出现水中毒，可试用糖皮质激素。体内钠不足多因利尿过度所致，患者血容量减低，尿少而比重高，此时应给以高渗盐水补充钠盐。

（2）肾素-血管紧张素-醛固酮系统抑制剂的应用。

1）血管紧张素转换酶抑制剂。血管紧张素转换酶（ACE）抑制剂用于心力衰竭时，其主要作用机制为：①抑制肾素血管紧张素系统（RAS），除对循环 RAS 的抑制可达到扩张血管，抑制交感神经兴奋性的作用，更重要的是对心脏组织中的 RAS 的抑制，在改善和延缓心室重塑中起关键的作用。②抑制缓激肽的降解可使具有血管扩张作用的前列腺素生成增多，同时有抗组织增生的作用。

总之，通过 ACE 抑制剂除发挥扩管作用改善心衰时的血流动力学、减轻瘀血症状外，更重要的是降低心衰患者代偿性神经-体液的不利影响，限制心肌、小血管的重塑，以达到维护心肌的功能，推迟充血性心力衰竭的进展，降低远期死亡率的目的。

近年来国外已有不少大规模临床试验均证明即使是重度心力衰竭应用 ACE 抑制剂可以明显改善远期预后，降低死亡率。提早对心力衰竭进行治疗，从心功能尚处于代偿期而无明显症状时，即开始给予 ACE 抑制剂的干预治疗是心力衰竭治疗方面的重要进展。

ACE 抑制剂目前种类很多，各种 ACE 抑制剂药理学的差别如组织选择性、ACE 结合部位不同等，对临床应用影响不大，均可选用。长效制剂每日用药 1 次可提高患者的依从性。卡托普利（captopril）为最早用于临床的含巯基的 ACE 抑制剂，用量为 12.5～25 mg，每日 2 次；贝那普利（benazepril）半衰期较长并有 1/3 经肝脏排泄，对有早期肾功损害者较适用，用量为 5～10 mg 每日 1 次；培哚普利（perindopril）亦为长半衰期制剂可每日用 1 次，2～4 mg。其他尚有咪达普利、赖诺普利等长效制剂均可选用。对重症心衰在其他治疗配合下从极小量开始逐渐加量，至慢性期长期维持终生用药。ACE 抑制剂的副作用有低血压、肾功能一过性恶化、高血钾及干咳。临床上无尿性肾衰竭、妊娠哺乳期女性及对 ACE 抑制药物过敏者禁用本类药物。双侧肾动脉狭窄、血肌酐水平明显升高（＞225 μmol/L）、高血钾（＞5.5 mmol/L）及低血压者亦不宜应用本类药物。

2）血管紧张素受体阻滞剂：血管紧张素受体阻滞剂（ARBs），其阻断 RAS 的效应与 ACE 抑制剂相同甚至更完全，但缺少抑制缓激肽降解作用，其治疗心力衰竭的临床对照研究的经验尚不及 ACE 抑制剂。当心衰患者因 ACE 抑制剂引起的干咳不能耐受者可改用 ARBs，如坎地沙坦（candesatan）、氯沙坦（losartan）、缬沙坦（valsartan）等。与 ACE 抑制剂相关的副作用，除干咳外均可见于应用 ARBs 时，用药的注意事项也类同。

3）醛固酮受体拮抗剂的应用：螺内酯等抗醛固酮制剂作为保钾利尿药，在心衰治疗中的应用已有较长的历史。近年来的大样本临床研究证明小剂量（亚利尿剂量，20 mg，1～2 次/日）的螺内酯阻断醛固酮效应，对抑制心血管的重构、改善慢性心力衰竭的远期预后有很好的作用。对中重度心衰患者可加用小剂量醛固酮受体拮抗剂，但必须注意血钾的监测。对近期有肾功能不全，血肌酐升高或高钾血症以及正在使用胰岛素治疗的糖尿病患者不宜使用。

（3）β受体阻滞剂的应用。从传统的观念来看β受体阻滞剂以其负性肌力作用而禁用于心力衰竭。但现代的研究表明，心力衰竭时机体的代偿机制虽然在早期能维持心脏排血功能，但在长期的发展过程中将对心肌产生有害的影响，加速患者的死亡。代偿机制中交感神经激活是一个重要的组成部分，而β受体阻滞剂可对抗交感神经激活，阻断上述各种有害影响，其改善心衰预后的良好作用大大超过了其有限的负性肌力作用。为此，20 世纪 80 年代不少学者在严密观察下审慎地进行了β受体阻滞剂治疗心衰的临床验证，迄今有超过 20 项安慰剂对照的大规模临床研究证实了β受体阻滞剂治疗缺血性或非缺血性心肌病 CHF，与对照组相比其结果证实患者不仅可以耐受用药，还可明显提高运动耐量降低死亡率。目前，认为在临床上所有有心功能不全且病情稳定的患者均应使用β受体阻滞剂，除非有禁忌或不能耐受。应用本类药物的主要目的并不在于短时间内缓解症状，而是长期应用达到延缓病变进展减少复发和降低猝死率的目的。

进一步的研究是β受体阻滞剂的制剂选择问题，美托洛尔、比索洛尔等选择性阻滞β1受体无血管扩张作用；卡维地洛（carvedilol）作为新的非选择性并有扩张血管作用的β受体阻滞剂，用于心力衰竭治疗，大规模临床试验其结果均显示可显著降低死亡率。

由于β受体阻滞剂确实具有负性肌力作用，临床应用仍应十分慎重。应待心衰情况稳定已无体液潴留后，首先从小基开始，美托洛尔 12.5 mg/d、比索洛尔（bisoprol-ol）1.25 mg/d、卡维地洛 6.25 mg/d，逐渐增加剂量，适量长期维持。临床疗效常在用药后 2～3 个月才出现。β受体阻滞剂的禁忌证为支气管痉挛性疾病、心动过缓、二度及二度以上房室传导阻滞。

（4）正性肌力药。

1）洋地黄类药物：洋地黄类药物作为正性肌力药物的代表用于治疗心衰已有 200 余年的历史，但直到近 20 年才有较大系列前瞻性的、有对照的临床研究报告。1997 年结束的包括 7788 例大样本，以死亡为观察终点的 DIG 研究证实在其他药物没有差别的情况下与对照组相比加用地高辛（digoxin）可明显改善症状，减少住院率，提高运动耐量，增加心输出量，但观察终期的生存率地高辛组与对照组之间没有差别。

药理作用有以下几点。①正性肌力作用：洋地黄主要是通过抑制心肌细胞膜上的 Na^+-K^+ATP 酶，使细胞内 Ca^{2+} 浓度升高而使心肌收缩力增强。而细胞内 K^+ 浓度降低，成为洋地黄中毒的重要原因。②电生理作用：一般治疗剂量下，洋地黄可抑制心脏传导系统，对房室交界区的抑制最为明显。大剂量时可提高心房、交界区及心室的自律性，当血钾过低时，更易发生各种快速性心律失常。③迷走神经兴奋作用：对迷走神经系统的兴奋作用是洋地黄的一个独特的优点。可以对抗心衰时交感神经兴奋的不利影响，但尚不足以取代β受体阻滞剂的作用。

洋地黄制剂的选择：常用的洋地黄制剂为地高辛（digoxin）、洋地黄毒苷（digitox-in）

及毛花苷 C（lanatosideC，西地兰）、毒毛花苷 K（strophanthinK）等。①地高辛：口服片剂 0.25 mg/片，口服后经小肠吸收 2～3 小时血浓度达高峰。4～8 小时获最大效应。地高辛 85%由肾脏排出，10%～15%由肝胆系统排至肠道。本药的半衰期为 1.6 天，连续口服相同剂量 7 天后血药浓度可达有效稳态，纠正了过去洋地黄制剂必须应用负荷剂量才能达到有效药浓度的错误观点。目前所采用的自开始即使用维持量的给药方法称之为维持量法。免除负荷量用药能大大减少洋地黄中毒的发生率。本制剂适用于中度心力衰竭维持治疗，每日 1 次，0.25 mg。对 70 岁以上或肾功能不良的患者宜减量。②毛花苷 C：为静脉注射用制剂，注射后 10 分钟起效，1～2 小时达高峰，每次 0.2～0.4 mg 稀释后静脉注射，24 小时总量 0.8～1.2 mg，适用于急性心力衰竭或慢性心衰加重时，特别适用于心衰伴快速心房颤动者。③毒毛花苷 K：亦为快速作用类，静脉注射后 5 分钟起作用 1/2～1 小时达高峰，每次静脉用最为 0.25 mg，24 小时总量 0.5~0.75 mg，用于急性心力衰竭时。

应用洋地黄的适应证：心力衰竭无疑是应用洋地黄的主要适应证，在利尿剂，ACE 抑制剂（或 ARBs）和β受体阻滞剂治疗过程中持续有心衰症状的患者，可考虑加用地高辛。但对不同病因所致的心力衰竭对洋地黄的治疗反应不尽相同。

对于心腔扩大舒张期容积明显增加的慢性充血性心力衰竭效果较好。这类患者如同时伴有心房颤动则更是应用洋地黄的最好指征。对于代谢异常而发生的高排血量心衰如贫血性心脏病、甲状腺功能亢进以及心肌炎、心肌病等病因所致心衰洋地黄治疗效果欠佳。

肺源性心脏病导致右心衰，常伴低氧血症，洋地黄效果不好且易于中毒，应慎用。肥厚型心肌病主要是舒张不良，增加心肌收缩性可能使原有的血流动力学障碍更为加重，洋地黄属于禁用。

洋地黄中毒及其处理方法有以下几点。①影响洋地黄中毒的因素：洋地黄用药安全窗很小，轻度中毒剂量约为有效治疗量的两倍。心肌在缺血、缺氧情况下则中毒剂量更小。低血钾是常见的引起洋地黄中毒的原因；肾功能不全以及与其他药物的相互作用也是引起中毒的因素；心血管病常用药物如胺碘酮、维拉帕米（异搏定）及奎尼丁等均可降低地高辛的经肾排泄率而增加中毒的可能性。②洋地黄中毒表现：洋地黄中毒最重要的反应是各类心律失常，最常见者为室性期前收缩，多表现为二联律，非阵发性交界区心动过速，房性期前收缩，心房颤动及房室传导阻滞。快速房性心律失常又伴有传导阻滞是洋地黄中毒的特征性表现。洋地黄可引起心电图 ST-T 改变，但不能据此诊断洋地黄中毒。洋地黄类药物的胃肠道反应如恶心、呕吐，以及中枢神经的症状，如视物模糊、黄视、倦怠等在应用地高辛时十分少见，特别是普及维持量给药法（不给负荷量）以来更为少见。测定血药浓度有助于洋地黄中毒的诊断，在治疗剂量下，地高辛血浓度为 1.0～2.0 ng/mL，但这种测定需结合临床表现来确定其意义。③洋地黄中毒的处理：发生洋地黄中毒后应立即停药。单发性室性期前收缩、一度房室传导阻滞等停药后常自行消失；对快速性心律失常者，如血钾浓度低则可用静脉补钾，如血钾不低可用利多卡因或苯妥英钠。电复律一般禁用，因易致心室颤动。有传导阻滞及缓慢性心律失常者可用阿托品 0.5～1.0 mg 皮下或静脉注射，一般不需安置临时心脏起搏器。

2）非洋地黄类正性肌力药：肾上腺素能受体兴奋剂：多巴胺是去甲肾上腺素的前体，其作用随应用剂量的大小而表现不同，较小剂量 [2～5 μg/（kg·min）] 表现为心肌收缩力增强，血管扩张，特别是肾小动脉扩张，心率加快不明显。这些都是治疗心衰所需的作用。如果用大剂量 [5～10 μg/（kg·min）] 则可出现不利于心衰治疗的负性作用。多巴酚丁胺是多巴胺的衍生物，可通过兴奋 β_1 受体增强心肌收缩力，扩血管作用不如多巴胺明显，对加快心率的反应也比多巴胺小。起始用药剂量与多巴胺相同。

以上两种制剂均只能短期静脉应用，在慢性心衰加重时，起到帮助患者渡过难关的作用。

磷酸二酯酶抑制剂：其作用机制是抑制磷酸二酯酶活性促进 Ca^{2+} 通道膜蛋白磷酸化，Ca^{2+} 通道激活使 $Ca^{(2+)}$ 内流增加，心肌收缩力增强。目前临床应用的制剂为米力农，用量为 50 μg/kg 稀释后静脉注射，继以 0.375～0.75 μg/（kg·min）静脉滴注维持。

磷酸二酯酶抑制剂短期应用对改善心衰症状的效果是肯定的，但已有大系列前瞻性研究证明长期应用米力农治疗重症 CHF 患者，其死亡率较不用者更高，其他的相关研究也得出同样的结论。因此，此类药物仅限于重症心衰完善心衰的各项治疗措施后症状仍不能控制时短期应用。

心衰患者的心肌处于血液或能量供应不足的状态，过度或长期应用正性肌力药物将扩大能量的供需矛盾，使心肌损害更为加重，而导致死亡率反而增高。这在理论上也是可以理解的，即使是已有 200 余年应用历史的洋地黄，可以改善心衰症状的事实也是公认的，但大样本研究证明它的远期结果并不能降低总死亡率。为此，在心衰治疗中不应以正性肌力药取代其他治疗用药。

第二节　急性心力衰竭

急性心力衰竭（AHF）是指由于急性心脏病变引起心输出量显著、急骤降低导致的组织器官灌注不足和急性瘀血综合征。急性右心衰即急性肺源性心脏病，主要为大块肺梗死引起，在呼吸系统疾病篇中讲授。临床上急性左心衰较为常见，以肺水肿或心源性休克为主要表现是严重的急危重症，抢救是否及时合理与预后密切相关，是本节主要讨论内容。

一、病因和发病机制

（一）心脏解剖或功能的突发异常，使心输出量急剧降低和肺静脉压突然升高均可发生急性左心衰竭。常见的病因有：

（1）与冠心病有关的急性广泛前壁心肌梗死、乳头肌梗死断裂、室间隔破裂穿孔等。

（2）感染性心内膜炎引起的瓣膜穿孔、腱索断裂所致瓣膜性急性反流。

（3）其他高血压心脏病血压急剧升高，原有心脏病的基础上快速心律失常或严重缓慢性心律失常，输液过多过快等。

（二）主要的病理生理基础为心脏收缩力突然严重减弱，或左室瓣膜急性反流，心输出量急剧减少，左室舒张末压（LVEDP）迅速升高，肺静脉回流不畅。由于肺静脉压快速升高，肺毛细血管压随之升高使血管内液体渗入到肺间质和肺泡内形成急性肺水肿。肺水肿早期可因交感神经激活，血压可升高，但随着病情持续进展，血压将逐步下降。

二、临床表现

突发严重呼吸困难，呼吸频率常达每分钟 30～40 次，强迫坐位、面色灰白、发绀、大汗、烦躁，同时频繁咳嗽，咳粉红色泡沫状痰。极重者可因脑缺氧而致神志模糊。发病开始可有一过性血压升高，病情如不缓解，血压可持续下降直至休克。听诊时两肺满布湿性啰音和哮鸣音，心尖部第一心音减弱，频率快，同时有舒张早期第 3 心音而构成奔马律，肺动脉瓣第二心音亢进。胸部 X 线片显示：早期间质水肿时，上肺静脉充盈、肺门血管影模糊、小叶间隔增厚；肺水肿时表现为蝶形肺门；严重肺水肿时，为弥漫满肺的大片阴影。重症患者采用漂浮导管行床边血流动力学监测，肺毛细血管嵌压（PCWP）随病情加重而增高，心脏指数（CI）则相反。

AHF 的临床严重程度常用 Killip 分级：

I 级：无 AHF；

II 级：AHF，肺部中下肺野湿性啰音，心脏奔马律，胸片见肺瘀血；

III 级：严重 AHF，严重肺水肿，满肺湿啰音；

IV 级：心源性休克。

三、诊断和鉴别诊断

根据典型症状与体征，一般不难做出诊断。急性呼吸困难与支气管哮喘的鉴别前已述及，与肺水肿并存的心源性休克与其他原因所致休克也不难鉴别。

四、治疗

急性左心衰竭时的缺氧和高度呼吸困难是致命的威胁，必须尽快使之缓解。

（1）患者取坐位，双腿下垂，以减少静脉回流。

（2）吸氧，立即高流量鼻管给氧，对病情特别严重者应采用面罩呼吸机持续加压（CPAP）或双水平气道正压（BiPAP）给氧，使肺泡内压增加，一方面可以使气体交换加强，另一方面可以对抗组织液向肺泡内渗透。

（3）吗啡 3～5 mg 静脉注射不仅可以使患者镇静，减少躁动所带来的额外的心脏负担，同时具有使小血管舒张的功能而减轻心脏的负荷。必要时每间隔 15 分钟重复 1 次，共 2～3 次。老年患者可酌减剂量或改为肌内注射。

（4）快速利尿呋塞米 20～40 mg 静脉注射，于 2 分钟内推完，10 分钟内起效，可持续 3～4 小时，4 小时后可重复 1 次。除利尿作用外，本药还有静脉扩张作用，有利于肺水肿缓解。

（5）血管扩张剂以硝酸甘油、硝普钠或 rhBNP 静脉滴注。

①硝酸甘油：扩张小静脉，降低回心血量，使 LVEDP 及肺血管压降低，患者对本药的耐受量个体差异很大，可先以 10 μg/min 开始，然后每 10 分钟调整 1 次，每次增加 5～10 μg，以收缩压达到 90～100 mmHg 为度。

②硝普钠：为动、静脉血管扩张剂，静脉注射后 2～5 分钟起效，起始剂量 0.3 μg/(kg·min) 滴入，根据血压逐步增加剂量，最大量可用至 5 μg/(kg·min)，维持量为 50～100 μg/min。硝普钠含有氰化物，用药时间不宜连续超过 24 小时。

③重组人脑钠肽（rhBNP）：为重组的人 BNP，具有扩管、利尿、抑制 RAAS 和交感活性的作用，已通过临床验证，有望成为更有效的扩管药用于治疗 AHF。

（6）正性肌力药有以下几种。

①多巴胺：小剂量多巴胺 [<2 μg/(kg·min)，iv] 可降低外周阻力，扩张肾、冠脉和脑血管；较大剂量 [>2 μg/(kg·min)] 可增加心肌收缩力和心输出量。均有利于改善 AHF 的病情。但>5 μg/(kg·min) 的大剂量 iv 时，因可兴奋 α 受体而增加左室后负荷和肺动脉压而对患者有害。

②多巴酚丁胺：可增加心输出量，起始剂量为 2～3 μg/(kg·min)，可根据尿量和血流动力学监测结果调整剂量，最高可用至 20 μg/(kg·min)。多巴酚丁胺可使心律失常发生率增加，应特别注意。

③磷酸二酯酶抑制剂（PDEI）：米力农为 III 型 PDEI 兼有正性肌力及降低外周血管阻力的作用。AHF 时在扩管利尿的基础上短时间应用米力农可能取得较好的疗效。起始

25 μg/kg 于 10～20 分钟内静脉注射，继以 0.375～0.75 μg/（kg·min）速度静脉滴注。

（7）洋地黄类药物可考虑用毛花苷 C 静脉给药，最适合用于有心房颤动伴有快速心室率并已知有心室扩大伴左心室收缩功能不全者。首剂可给 0.4～0.8 mg，2 小时后可酌情再给 0.2～0.4 mg。对急性心肌梗死，在急性期 24 小时内不宜用洋地黄类药物；二尖瓣狭窄所致肺水肿使用洋地黄类药物也无效。后两种情况如伴有心房颤动快速室率则可应用洋地黄类药物减慢心室率，有利于缓解肺水肿。

（8）机械辅助治疗主动脉内球囊反搏（IABP）和临时心肺辅助系统，对极危重患者，有条件的医院可采用。

待急性症状缓解后，应着手对诱因及基本病因进行治疗。

参考文献

[1]王保国.麻醉科诊疗常规[M].北京：中国医药科技出版社，2012.

[2]徐启明.临床麻醉学（第2版）[M].北京：人民卫生出版社，2006.

[3]王颖，陈静.实用麻醉学[M].上海：第二军医大学出版社，2011.

[4]王立河，田春梅.临床麻醉指南[M].北京：金盾出版社，2013.

[5]孙国巨.新编临床麻醉学[M].长春：吉林科学技术出版社，2011.

[6]孙增勤.实用麻醉手册[M].北京：人民军医出版社，2012.

[7]王惠霞.麻醉与疼痛[M].广州：世界图书广东出版社，2012.

[8]田玉科.麻醉临床指南[M].北京：科学出版社，2013.

[9]许维涛.现代内科疾病诊疗新进展[M].长春：吉林科学技术出版社，2016.

[10]史佃磊.内科疾病临床诊断与治疗[M].中国原子能出版社，2016.

[11]曾宝珠，李俊峡，周燕.临床内科疾病综合诊疗[M].长春：吉林科学技术出版社，2015.

[12]葛建国.呼吸内科疾病用药指导[M].北京：人民军医出版社，2014.

[13]侯晓华.实用内科疾病临床处理手册[M].武汉：湖北科学技术出版社，2015.

[14]王明文.新编内科疾病诊断与治疗[M].北京：科学技术文献出版社，2015.